Rezepte und Tipps für Babys Beikost

Mag. Ingeborg Hanreich, IBCLC
Dipl. oec.troph. Britta Macho

4. Auflage

VIH VERLAG I. HANREICH

Ein herzliches Danke...

... allen Leserinnen und Lesern des Handbuches „Essen und Trinken im Säuglingsalter", die uns anregten, ein Kochbuch mit Beikostrezepten herauszubringen.

Wichtiger Hinweis:

Die Empfehlungen dieses Buches entsprechen den ernährungswissenschaftlichen und haushaltswissenschaftlichen Kenntnissen bei Fertigstellung des Werkes.

Es basiert auf aktuellen Empfehlungen des Forschungsinstitutes für Kinderernährung Dortmund und der Ernährungskommission der Österreichischen Gesellschaft für Kinderheilkunde.

Wissenschaft entwickelt sich jedoch weiter! Das bedingt das Entstehen von abweichenden Meinungen einzelner Wissenschafter. In Zweifelsfällen sprechen Sie bitte immer mit Ihrem Arzt oder einer Ernährungswissenschafterin.

Text:	Mag. Ingeborg Hanreich, IBCLC, Wien
Rezepte:	Dipl. oec.troph. Britta Macho, Wien
	Mag. Ingeborg Hanreich, IBCLC, Wien
Grafik:	Atelier Kriebel, Wien
Fotos:	Lukas Dostal
Druck:	Fa. Ueberreuter, Korneuburg

Der Umwelt zuliebe gedruckt auf chlor- und säurefrei gebleichtem Papier.

ISBN 3-901518-02-9

**Verlag und Vertrieb in Österreich: Mag. Ingeborg Hanreich, Esterhazygasse 7/2, A-1060 Wien, Tel.: (+43 1) 504 28 29-1, Fax: (+43 1) 504 28 29-4
E-mail: office@kinderkost.com, Internet: http://www.kinderkost.com**

**Vertrieb in Deutschland: Dipl. oec.troph. Ehrentraud Hansen, Maasbüllhof 1, D-24975 Maasbüll, Tel.: (+49 4634) 93 04 55, Fax: (+49 4634) 17 25
E-mail: ehrentraud.hansen@kinderkost.com
Internet: http://www.kinderkost.com**

**Vertrieb in der Schweiz: Sonja Schär, Mütter- und Väterberaterin, Lohstrasse 22, CH-8362 Balterswil, Tel.: (+41 71) 971 49 77, Fax: (+41 71) 971 49 76
E-mail: sonja.schaer@kinderkost.com, Internet: http://www.kinderkost.com**

Für Lilly & Bernd
und für alle Eltern, die gerne
den Kochlöffel für ihre Kinder schwingen.

„Mmmm, so gut schmeckt mir mein 1. Brei!"
Hier ist Platz für ein Foto Ihres Kindes mit seiner 1. Beikost.

INHALT

TIPPS FÜR DIE ZUBEREITUNG

DER BEIKOSTPLAN

REZEPTTEIL

1. BEIKOSTMONAT

2. BEIKOSTMONAT

3. BIS 4. BEIKOSTMONAT

5. BIS 6. BEIKOSTMONAT

BABYMENÜS - MITTAGESSEN

BABYMENÜS - JAUSE

KUCHEN, KEKSE UND BROTE

ANHANG

Liebe Leserin, lieber Leser!

Möglicherweise haben Sie bereits das Handbuch „Essen und Trinken im Säuglingsalter" gelesen und sich darin über Stillen, die Milchnahrungen als Ersatz für Muttermilch und die Beginnzeiten für Beikost informiert. Sie haben dadurch über hygienische Voraussetzungen bei der Zubereitung von Babynahrung einiges erfahren und wissen bereits, dass alle Zutaten, die Sie für die Ernährung Ihres Säuglings im 1. Lebensjahr verwenden, von ausgesuchter Qualität, wenn möglich aus biologischem Anbau, sein sollen.

Der Beikostplan im Handbuch ist allerdings speziell auf die Verwendung von Gläschenprodukten zugeschnitten. Wir haben daher hier nochmals einen für Rezepte eingefügt. Daraus können Sie die stufenweise Einführung einzelner Zutaten in den Beikostplan Ihres Kindes entnehmen. Dies ist besonders wichtig bei erhöhtem Allergierisiko, also wenn Eltern oder Geschwister bereits eine Allergie (Ausnahme: Kontaktallergie, z.B. auf Modeschmuck) haben.

Viele Mütter und Väter wollen die Beikost (gerade auch beim Umstieg auf Familienkost) aus verschiedensten Gründen lieber selber kochen. Zwar ist dies aufwändiger, als ein Gläschen zu öffnen, aber Sie können individueller auf die Wünsche Ihres Kindes eingehen, die Zutaten für die Breie leichter nach bestimmten Kriterien (z.B. Allergieprävention) auswählen und evtl. Erzeugnisse des eigenen Gartens oder eines (BIO-)Bauernhofes nutzen.

Abgesehen von der Kostenersparnis, gibt das Selberkochen - und sei es auch nur für eine Mahlzeit des Tages - das gute Gefühl, seinem Kind eine größere geschmackliche Vielfalt und frischeste Zubereitung anbieten zu können.

Mit vorliegendem Buch erhalten Sie nun einzelne Rezepte für jede Altersstufe Ihres Säuglings, die Ihnen in der Umstellung zur Beikost hilfreich sein werden. Im Rahmen der gegebenen Empfehlungen lassen sich nach den ersten Beikostmonaten kreative Mischungen aus Gemüse, Obst, Fleisch und Getreide gestalten.

Bevor Sie ein neues Rezept in der Praxis testen oder Ihrer Kreativität freien Lauf lassen, z.B. um saisonales Gemüse auszuprobieren, sollten Sie immer das Kapitel „Kleines ABC der Zutaten" zurate ziehen. Das Symbol ☞ im Text und in den Rezepten signalisiert Ihnen wertvolle Informationen in den entsprechenden Zutatenkapiteln oder dient allgemeinen Querverweisen, die im Index ersichtlich sind.

Ein Wörterbuch im Anhang hilft Ihnen, österreichische Ausdrücke besser zu verstehen.

Serviervorschlag **Warnhinweise**
Variationen **Wichtiges**

Direkt bei unseren Beikostrezepten finden Sie Serviervorschläge, die Ihnen z.B. angeben, wie oft Sie diesen Brei pro Woche servieren und womit Sie ihn abwechseln sollen.

Zur Unterstützung sind Vorschläge für Variationen angefügt, die nach dem individuellen Geschmack Ihres Kindes bzw. Ihrer Familie und nach dem saisonalen Angebot ausgewählt werden können.

Vereinzelt enthalten die Rezepte oder Informationen zu den Zutaten klar ersichtliche Warnhinweise, die Sie berücksichtigen sollten. Manche Zutaten sind (z.B. für Kinder mit erhöhtem Allergierisiko) erst ab einem bestimmten Zeitpunkt geeignet.

Wichtige Informationen sind ebenfalls herausgehoben, um Ihnen beim Lesen und Nachlesen das Auffinden zu erleichtern.

Im Handbuch „Essen und Trinken im Säuglingsalter", das wir im weiteren Verlauf mit „ETS" abkürzen, finden Sie nähere Informationen zu einzelnen Themen (z.B. Nitrat in Lebensmitteln). Wir verweisen darauf mit dem Symbol ☞ . In ETS finden Sie auch ein spezielles Kapitel über Allergieprävention, aus dem wir hier nur Teilbereiche einfließen lassen können. Bei erhöhtem Allergierisiko Ihres Kindes ist unser Handbuch ein unentbehrlicher Ratgeber.

Sollten Sie das Buch beziehen wollen, so erhalten Sie es in Österreich direkt vom Verlag I. Hanreich (☞ Adressverzeichnis), in der Schweiz durch unsere Partnerin bequem mit Zahlschein zugesandt.

Die 4. Auflage wurde stark erweitert. Sowohl der Beikostplan als auch der Saisonkalender sind neu. Auch kamen alle Babymenü-Rezepte nach dem 10. Monat dazu. Dadurch ist aus einer Broschüre ein Buch geworden und auch der Preis musste entsprechend angepasst werden. Wir hoffen Ihnen durch die Verbesserungen manches erleichtert zu haben und wünschen Ihnen viel Spaß beim Kochen und Ihrem Kind einen guten Appetit!

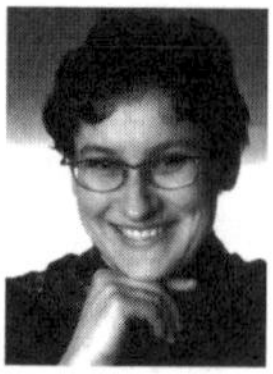

Ihre

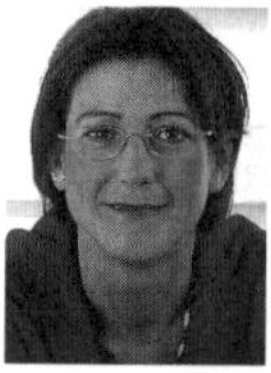

BEIKOST-NEUE VIELFALT

Als Beikost wird die Nahrung bezeichnet, die zu Muttermilch oder Säuglingsflaschennahrungen „beigefüttert" wird. Dabei spielt es keine Rolle, ob es sich um Getränke (Säfte, Tee) oder um Breie (aus Obst, Gemüse, Fleisch oder Getreideflocken) handelt. Die Beikostphase bildet die Zwischenstufe zwischen ausschließlicher Milchnahrung und der Familienkost.

Beikostbeginn

In den ersten 6 Lebensmonaten ist es relativ einfach, das Kind zu versorgen. Hunger und Durst werden ausschließlich durch Muttermilch oder Anfangsnahrungen gestillt. Ab dem 7. Lebensmonat sind die meisten Kinder in ihrer Entwicklung so weit, dass sie breiige Nahrung mit der Zunge nach hinten transportieren und schlucken können. Vereinzelt sind schon die ersten Zähne durchgebrochen. Ihr Kind wird immer aktiver, was zu einem Mehrbedarf an Eiweiß, Mineralstoffen und Vitaminen führen kann, sodass eine schrittweise Einführung von Beikost sinnvoll erscheint.

Vom richtigen Zeitpunkt

Beginnzeiten für Beikost werden von Zeitschriften, Büchern, Freundinnen, älteren Verwandten, Ärztinnen, Ärzten und Herstellern von Säuglingsnahrung - kurz von allen Seiten – zur großen Verwirrung der Eltern unterschiedlich angegeben. Das liegt zum Teil daran, dass sich die wissenschaftlichen Erkenntnisse und daher auch die Empfehlungen der Kinderärzte in den letzten Jahrzehnten stark weiterentwickelt haben.

Zu Zeiten unserer Mütter war eine frühe Beikostgabe („ab der 6. Woche") notwendig, wenn nicht gestillt wurde, denn die damalige, industriell gefertigte Säuglingsmilchnahrung war in der Zusammensetzung der Vitamin- und Mineralstoffe noch sehr unausgewogen. Dadurch wurde der Darm der Säuglinge jedoch gänzlich überfordert.

Seit März 1999 soll eine EU-Verordnung die allzu frühe Beikostgabe verhindern. Es darf seither nur mehr Beikost angepriesen und verkauft werden, die für Säuglinge ab dem 5. Monat bestimmt ist. Leider findet sich auf allen Produkten - außer auf denen der Marke Bioland - im Regal der Aufdruck ☞ „nach dem 4. Monat". Die große Ziffer 4 verleitet viele Eltern zu stark verfrühtem Kauf und Füttern von Beikost.

Früher lautete die übliche Empfehlung, ab dem 5. Lebensmonat bzw. bei erhöhtem Allergierisiko ab dem 7. Lebensmonat mit der Beikost zu beginnen. Mit Beginn des 5. Lebensmonats ist die Entwicklung des Darmes und der Niere so weit vorangeschritten, dass die neuen Lebensmittelbestandteile gut verkraftet werden könnten.

Doch spucken viele Kinder in diesem Alter die Beikost wieder aus, weil der Saugreflex noch überwiegt oder der Kau- und Beißimpuls noch nicht voll ausgebildet ist. Die Zunge kann breiige Speisen noch nicht zur Speiseröhre transportieren, ohne dass viel „daneben" landet. Daraus schließen Eltern oft, dass der Brei nicht geschmeckt habe, und probieren verfrüht und unnötigerweise eine Vielzahl von Lebensmitteln aus.

Für allergiegefährdete Säuglinge gilt schon länger, dass erst mit Anfang des 7. Lebensmonats mit Beikost begonnen werden soll. Auch die La Leche Liga spricht von einem generellen Beikostbeginn ab einem halben Jahr. Dies ist vor allem bei gestillten Kindern praktisch, aber bei flaschengefütterten Kindern ebenfalls möglich. Seit 2001 empfiehlt die Weltgesundheitsorganisation einen Beikostbeginn ab dem 7. Monat, zu dem auch die Ernährungskommission der amerikanischen Kinderärzte seit Längerem geraten hat.

! Achtung! Manchmal findet man noch die Empfehlung, vor dem 7. Lebensmonat Beikost anzubieten. Dies ist jedoch in den meisten Fällen nicht notwendig, kommt teuer und erhöht das ☞ Allergierisiko!

Ihr Kind wird selber mit ca. einem halben Jahr den optimalen Beginn seines Beikostalters signalisieren. Wenn es wieder öfter gestillt werden will und sich Ihre Brust auch nach ein paar Tagen nicht darauf einstellt, könnte dies ein Zeichen für den Beikostbeginn sein. Dies gilt vor allem, wenn Ihr Kind Sie beim Essen aufmerksamer beobachtet, immer wieder in den Teller greift und beginnt, intensiver an allem zu kauen, was es in die Finger bekommt. Bei manchen Kindern ist dies schon im 6. Monat der Fall, bei anderen erst im 8. Wenn Ihr Kind gestillt wird, gesund ist und gut gedeiht, ist es problemlos möglich, zu seinem persönlichen Zeitpunkt mit der Beikost zu beginnen. Keinesfalls sollte Beikost in der Flasche angeboten werden, bevor das Kind entwicklungsmäßig für Löffelkost bereit ist, außer dies wird vom Kinderarzt bzw. der Kinderärztin aufgrund des Gewichtsverlaufes angeraten.

Manchmal verlieren Kinder das Interesse an der Löffelkost, wenn ihnen keine Beikost zum entsprechenden Zeitpunkt angeboten wird. Probieren Sie daher ab dem 7. Lebensmonat trotzdem immer wieder die Löffelfütterung, auch wenn Ihr Kind den Löffel anfangs gänzlich verweigert hat.

Achtung! Behalten Sie die gewohnte Ernährungsweise bei, wenn das Kind gerade durch Krankheit, Zahnen etc. belastet ist!

Selbst gekochte Beikost oder Gläschen?

Oft stellen Eltern die Frage, was besser sei, Beikost selber zuzubereiten oder Gläschen & Co zu verwenden? Diese Frage ist nur aus der jeweiligen Situation zu beantworten.

Gläschen unterliegen strengeren gesetzlichen Vorschriften als herkömmliche Lebensmittel, denn Babykost wird zu den diätetischen Produkten gerechnet. Sie weisen eine hohe, gleich bleibende Qualität der Zutaten auf und garantieren geringen Schadstoffgehalt. Allerdings sind häufig unnötig viele Zutaten in den Gläschenprodukten, oft muss Öl extra zugegeben werden, dafür ist unerwünschterweise Zucker oder Salz beigefügt. Gläschen haben natürlich ihren Preis und vermehren den Hausmüll. Der zeitliche Aufwand für Einkauf und Zubereitung ist jedoch deutlich geringer, weshalb der Großteil der Mütter Gläschen verwendet.

Frisch zubereitete Beikost bietet eine größere geschmackliche Vielfalt und mundet vielen Kindern am besten. Die gewünschte Anzahl und Bandbreite an Lebensmitteln kann problemlos reguliert werden, dies ist speziell bei erhöhtem Allergierisiko von Vorteil. Jedoch birgt Selbermachen immer 2 Risiken: Erstens ist das hygienische Risiko ungleich höher, zweitens ist der Gehalt an ☞ Schadstoffen in den verwendeten Lebensmitteln nicht untersucht.

Breie selber zuzubereiten ist sinnvoll, wenn...

...die verwendeten Lebensmittel tagesfrisch sind bzw. nur kurz im Kühlschrank gelagert wurden!

...die Lebensmittel wenig ☞ Schadstoffe beinhalten, wie das bei Lebensmitteln ☞ „aus biologischer Landwirtschaft" der Fall ist.

...Sie genau wissen, woher die verwendeten Zutaten kommen - z.B. vom eigenen Garten oder Bauernhof, in dem „biologisch" gewirtschaftet wird.

...wenig ☞ Nitrat in Pflanzen enthalten ist, also weder Glashaus noch Abdeckfolie benutzt werden, nicht überdüngt und an sonnigen Tagen geerntet wird.

ABC DER ZUTATEN

Apfel

Äpfel (z.B. die Sorte Jonagold) liefern wertvolles Vitamin C. Dieses fördert nicht nur die Aufnahme von Eisen aus pflanzlichen Lebensmitteln, sondern schützt den Säugling auch bei der Aufnahme ☞ nitratreicher Gemüsesorten. Gekochte pürierte Äpfel sind fast immer die erste Obstbeikost, welche im 2. Beikostmonat angeboten wird. Ab dem 9. Lebensmonat können geschabte bzw. fein geriebene Äpfel als Frischkost gegeben werden. Achten Sie auf milde Apfelsorten, die wenig natürliche Säure enthalten, um eventuellem Wundsein vorzubeugen. Eine Glasreibe ist ideal, um den geschälten Apfel besonders fein zu reiben.

❗ ***Kindern mit erhöhtem Allergierisiko sollten rohe Äpfel keinesfalls vor dem 9. Lebensmonat angeboten werden, da diese manchmal allergische Reaktionen auslösen. Kreuzreaktionen zu Birkenpollen und Haselnüssen sind bekannt, treten aber normalerweise erst im späteren Alter auf.***

Apfeldicksaft

Ein aus Äpfeln hergestellter Sirup wird alternativ oft als Süßungsmittel verwendet. Es handelt sich dabei jedoch um Zucker in einer anderen Form. Wir empfehlen ihn daher nach Möglichkeit nur sparsam und selten wie Zucker zu verwenden. In unseren Rezepten wird er als Alternative zu Zucker angegeben. Sie können aber auch ☞ Birnensirup verwenden.

Apfelsaft

Zur besseren Eisenaufnahme wird die Zugabe von ☞ Obstsaft zu den Beikostbreien empfohlen. Anfangs wird dies milder Baby-Apfelsaft sein. Später kann auch ein anderer verdünnter Obstsaft (z.B. Johannisbeersaft) zu den Mahlzeiten getrunken werden.

Banane

Bananen sind wohl die bei Säuglingen beliebteste Obstsorte. Sie sind sehr nahrhaft und enthalten viele wichtige Mineralstoffe, z.B. Magnesium. Ihr Zuckergehalt ist jedoch sehr hoch (bis zu 23%). Verwenden Sie deshalb Bananen nicht zu häufig, oder mischen Sie diese mit anderen Obstsorten wie z.B. Apfel. Bananen werden anfangs mit dem Löffel geschabt oder mit der Gabel zerdrückt angeboten.

Schneiden Sie am stiellosen Ende der Banane etwa einen Zentimeter ab, da Chemikalien zur Haltbarmachung dort hineingelangen können, und verwenden Sie für Beikostbreie nur den restlichen Teil. Überreife Bananen, die innen schon braun werden, sollen als Babynahrung nicht verwendet werden. Sie können - wie alle überreifen Früchte - bereits angegoren sein und kleine Mengen Alkohol enthalten.

Birne

Anstelle von Apfel wird bei erhöhtem Allergierisiko oft mit Birnenpüree als erster Obstmahlzeit begonnen. Birne enthält den Ballaststoff Lignin, welcher bei Verstopfung förderlich ist, also eine „stuhlauflockernde" Wirkung hat.

Reagieren Babys auf Karottenbrei mit leichter Verstopfung, kann durch Zugabe von Birne (als zweitem Lebensmittel) Linderung erzielt werden. Birnen sind zudem säurearm, weshalb sie bei Gefahr von Wundsein anstelle von Apfel verwendet werden können. Wählen Sie für das Selberkochen reife Früchte (z.B. Williamsbirnen), damit auf zusätzliche Süßung der Breie verzichtet werden kann. Viele Birnengläschen enthalten Zucker oder Birnensirup.

Birnensirup
Ein aus Birnen hergestellter Sirup wird alternativ oft als Süßungsmittel verwendet. Es handelt sich dabei jedoch um Zucker in einer anderen Form. Wir empfehlen jenen daher nach Möglichkeit nur sparsam und selten statt Apfeldicksaft oder Zucker zu verwenden.

Brokkoli
Neben vielen Vitaminen enthält dieses grüne Gemüse spezielle bioaktive Substanzen, die unter anderem als Krebsschutzstoffe wirken. Brokkoli hat jedoch ähnlich wie Spinat einen bitteren Geschmack, den manche Kinder auch in Gemüsemischungen ablehnen (☞ Karfiol). Brokkoli zählt zu den eisenreicheren Gemüsesorten.

Brot
Sobald Ihr Kind Zähne bekommt, können Sie zum Üben einen Beißring oder ein Stück Brot bzw. Brotrinde anbieten. Brot aus feinst vermahlenem (Vollkorn)mehl darf ab dem 10. Lebensmonat angeboten werden. Es soll zu Beginn nicht allzu frisch sein, da dies bei empfindlichen Kindern zu Blähungen führen kann. Das gewählte Brot soll anfangs nur eine Mehlsorte (Weizen oder Dinkel) und außer Wasser, Hefe und Salz keine Zusätze (Gewürze, Milch, Sojaschrot, Zusatzstoffe) enthalten. Nach wenigen Wochen können einfache Mischbrote (z.B. Roggen-Weizen-Mischbrot) aus fein vermahlenem Mehl gegeben werden.

❗ ***Entfernen Sie jedenfalls grobe Körner (Sonnenblumenkerne, Getreidekörner etc.), die im oder auf dem Brot sind, sodass sich das Kind daran nicht verschlucken kann!***

Im 1. Lebensjahr sind in Hinblick auf die Allergieprävention nur wenige Brotsorten ideal, da Hefegebäck, Milchbrot und viele Backwaren eine Reihe von Zusatzstoffen bzw. Milch beinhalten. Wir haben daher ein einfaches Brotrezept angeführt. Zwieback und Kekse enthalten meist viel Zucker (☞ ETS) und manche ☞ Kuhmilch. Eine milchfreie Alternative finden Sie im Rezeptteil (☞ Marillenaugen). Achten Sie - speziell bei erhöhtem Allergierisiko - auf die Zutatenliste auf der Verpackung von gekauften Produkten, oder fragen Sie genau nach den Zutaten!

Butter

Vom Forschungsinstitut für Kinderernährung Dortmund wird bei der Zubereitung der Beikostbreie abwechselnd die Verwendung von Butter und von bestimmten ☞ Pflanzenölen als Fettquelle in einer Menge von 5 g - also 1 TL - pro 100 g Brei empfohlen. Butter enthält jedoch Spuren von Milcheiweiß, daher raten wir aus Vorsichtsgründen, darauf bis etwa zum 10. Lebensmonat zu verzichten, wenn in der engeren Verwandtschaft eine Allergie auf Kuhmilch besteht. Verwenden Sie in diesem Fall nur Pflanzenöl für den Brei. Hier wird besonders Rapsöl empfohlen.
Ab dem Umstieg zur Familienkost kann Butter als Brotaufstrich verwendet werden. Margarine wird von namhaften ExpertInnen nicht empfohlen, weil es das künstlichere Produkt ist und gehärtete Fette beinhaltet. Besteht jedoch beim Kind bereits eine diagnostizierte Kuhmilchallergie, muss Butter häufig durch milchfreie Margarine (z.B. aus dem Reformhaus) ersetzt werden. Fragen Sie im Zweifelsfall Ihren Arzt!

Ei

Eier gehören zu den Lebensmitteln, die häufig Allergien auslösen und sind deshalb im gesamten 1. Lebensjahr nicht zu empfehlen. Im 2. Lebensjahr können etwa 1-2 Eier pro Woche in der Nahrung enthalten sein. Bitte rechnen Sie auch die Eier in Kuchen, Keksen, Eierteigwaren und Aufläufen mit.
Auf der Eischale und manchmal auch im Ei können Salmonellen leben. In größeren Mengen lösen diese Bakterien Durchfall, Übelkeit und Erbrechen aus. Ob nun ein Ei viel, wenig oder gar keine Salmonellen enthält, können Sie jedoch weder sehen noch riechen. Entgegen allen Empfehlungen in manchen Kochbüchern sollten Eier für Kleinkinder daher immer gar gekocht sein (10 Minuten). Vermeiden Sie unbedingt Speisen, die rohe Eier enthalten (z.B. kaltgerührte Saucen wie Mayonnaise oder Sauce hollandaise, Speiseeis, Cremen wie Tiramisu), und lassen Sie keinesfalls ungebackenen Kuchenteig probieren. In unserem Rezeptbuch „Coole Rezepte für Jausen, Pausen und Feste“ finden Sie ein Rezept für Apfel-Tiramisu, das eifrei ist.

Eisenreiche pflanzliche Zutaten

Da Fleisch unser wichtigster Eisenlieferant ist, muss bei vegetarischer Ernährung besonders auf eine verbesserte Eisenzufuhr geachtet werden. Hafer, Hirse, Roggen, Grünkern sowie Sesam, Mandeln, Soja und Spinat enthalten viel Eisen. Eine Kombination von Vitamin-C- und eisenhaltigen Nahrungsmitteln verbessert die Eisenaufnahme aus den Speisen.

Erbsen

Erbsen gehören zu den ☞ Hülsenfrüchten, sind jedoch relativ gut verträglich und liefern wertvolle Mineralstoffe und Eiweiß. Sie finden daher bald im Speiseplan Eingang. Zur Zubereitung der Breie können Sie auch (biologische) Tiefkühlerbsen verwenden.

Erdäpfel

In Kombination mit Muttermilch, Milchnahrung oder Fleisch sind Erdäpfel wertvolle Eiweißquellen. Vor allem im Winter tragen sie zur Deckung des Vitamin-C-Bedarfes bei. Wie viele andere Gemüsesorten sind Erdäpfel jedoch nicht zu jeder Jahreszeit frisch zu bekommen. Welke oder angetriebene Erdäpfel sind von schlechter Qualität! Verwenden Sie nur makellose Ware. Wenn keine gute Qualität mehr erhältlich ist, ist es besser, Reis anstelle von alten Erdäpfeln zu verwenden.

❗ ***Erdäpfel zählen zu den Nachtschattengewächsen. An den Stellen, wo sie grün, angetrieben oder beschädigt sind, befindet sich der Giftstoff Solanin, der beim Kochen weit gehend zerstört wird. Verwenden Sie trotzdem für Kinder nur makellose Erdäpfel, die frei von grünen Stellen sind!***

Exotische Früchte

Exotische Früchte (Ananas, Mango, Papaya) werden meist unreif geerntet und mit Konservierungsmitteln behandelt, denn sie müssen einen langen Transportweg zurücklegen. Von manchen Säuglingen werden vor allem Zitrusfrüchte (außer Mandarinen) nicht vertragen. Bleiben Sie, abgesehen von Bananen, anfangs bei heimischen Sorten!

Fenchel

Fenchelgemüse enthält Stoffe, welche die Verdauung Ihres Kindes unterstützen. Ähnlich den Fenchelsamen, die für Tee verwendet werden, können diese Stoffe Blähungen lindern. Allerdings zählt Fenchel zu den ☞ nitratreichen Gemüsesorten und soll nur in Kombination mit Obst, Getreide oder nitratarmen Gemüsesorten angeboten werden. Wie bei allen Kräutertees soll auch Fencheltee nicht über einen längeren Zeitraum hinweg gegeben werden, um eventuelle Nebenwirkungen zu vermeiden.

Fisch

Fisch gilt als gesundes Lebensmittel, denn er liefert hochwertiges Eiweiß, wertvolle Mineralstoffe und zudem die so genannten „Fischöle". Diese typische Ölvariante kommt in bedeutendem Maße auch in der Muttermilch vor, wenn Stillende 2-mal pro Woche Fisch essen. Sie hat eine wichtige Funktion für das Wachstum des Kindes.
Allerdings löst Fisch häufig Lebensmittelallergien aus, weshalb im 1. Lebensjahr darauf verzichtet werden soll. Ab Ende des 1. Lebensjahres kann einmal pro Woche gedünsteter Fisch (z.B. Scholle) auf dem Speiseplan stehen. Die Fischstücke müssen absolut grätenfrei sein!
Manche Kinder lehnen Fisch anfangs wegen des Geruches und Geschmackes ab. Die Vorbildwirkung der Eltern spielt für die Akzeptanz von Fisch eine große Rolle.

Bei erhöhtem Allergierisiko soll Meeresfisch erst am Ende des 2. Lebensjahres angeboten werden! ❗

Fleisch und Geflügel

Rindfleisch oder Kalbfleisch, Huhn oder Truthahn liefern dem Säugling leicht verwertbares Eisen. Ihr Kind braucht zum Wachsen in den ersten beiden Lebensjahren relativ hohe Eisenmengen. Dazu werden ab Mitte des 1. Beikostmonats 6-mal pro Woche etwa 20 g Fleisch empfohlen, dies entspricht einem Fleischstück von ca. der Größe eines Gulaschfleischwürfels. Später steigt die Menge schrittweise auf etwa das Eineinhalbfache (30 g).

So kleine Portionen lassen sich bequem vorbereiten und im Eiswürfelbehälter tiefgefrieren. Bemühen Sie sich bei „Fleisch auf Vorrat" besonders um eine saubere, hygienisch einwandfreie Zubereitung und saubere Behälter! Wenn Sie gänzlich auf Fleisch verzichten wollen, müssen Sie als Mittagsbrei täglich unseren ☞ „Gemüse-Hafer-Brei" oder eine Variation davon anbieten. Nähere Informationen über Fleischbedarf und vegetarische Ernährung finden Sie im Buch ☞ ETS.

Spätestens seit den Diskussionen rund um BSE sollte klar sein, dass Ihrem Kind zuliebe gerade bei Fleisch besonderer Wert auf die Qualität gelegt werden muss. Verwenden Sie ausschließlich Muskelfleisch für die Zubereitung der Breie!
Der Herkunftsnachweis und eine artgerechte Fütterung, wie sie bei biologischer Landwirtschaft gegeben ist, sind die beste Garantie für babygerechte Qualität. Anbieter von BIO-Fleisch finden Sie im Adressverzeichnis.

! ***Achten Sie aus Gründen der Hygiene darauf, dass Fleischbreie immer gar gekocht sind! Vor allem bei Geflügel könnten sich sonst Salmonellen eingenistet haben, sich vermehren und Durchfall bzw. Erbrechen auslösen. Faschiertes oder püriertes Fleisch muss noch am selben Tag weiterverarbeitet - gekocht bzw. eingefroren - werden!***

Getreide

Getreide und Getreideprodukte bieten Ihrem Kind Energie, Mineralstoffe und wertvolle B-Vitamine. Anfangs sollen ausschließlich glutenfreie Getreidesorten (z.B. ☞ Reis, Mais, eventuell auch ☞ Hirse) verwendet werden. ☞ Hafer, Dinkel, Weizen, Gerste, Roggen bzw. Produkte daraus (Grieß, Flocken, ☞ Brot etc.) können und sollen etwa ab dem 8. Monat (keinesfalls jedoch vor dem 7. Monat) angeboten werden.

! ***Getreidebreie sollen anfangs nur eine Getreidesorte enthalten!***

Spezielle Säuglingsgetreidebreie sind technologisch so vorbereitet, dass sie für den Darm des Säuglings leichter verdaulich sind als herkömmlicher (Vollkorn)grieß bzw. herkömmliche Getreideflocken.

Bis zum 10. Monat sollen ausschließlich Baby-Produkte verwendet werden. Babygrieß muss kurz aufgekocht werden, damit die für den Darm wichtigen Quellstoffe freigesetzt werden können.

! ***Rohes Getreide (z.B. Frischkorn und herkömmliche Müsliflocken für Erwachsene) ist für Säuglinge bis zum Ende des 2. Lebensjahres ungeeignet! ☞ ETS (Frischkornmilch)***

Gewürze und Kräuter

Setzen Sie Gewürze wie Zutaten stufenweise und anfangs einzeln ein. Scharfe Gewürze (Pfefferoni, Chili, Pfeffer etc.) können zu Blähungen

oder wundem Po beim Kind führen. Frische Kräuter (z.B. Petersilie, Dill, Fenchel, Basilikum, Schnittlauch) sind beim Würzen die bessere Alternative. Geben Sie die fein gehackten Kräuter erst kurz vor Ende der Kochzeit dazu. Lassen Sie nur kurz aufkochen, dadurch bleiben wertvolle Vitamine besser erhalten. Kräuter (auch rohe Kräuter) eignen sich ab dem 10. Monat. Achten Sie immer darauf, dass die Kräuter gut gewaschen sind!
Bei empfindlichen Kindern hat es sich bewährt, dem Brei in geringen Mengen gemahlenen Kümmel, Fenchel oder Thymian zuzusetzen, um Blähungen zu verhindern und um die Verdauung zu unterstützen.

Hafer
Haferflocken und Haferschleim für Babys zählen zu den wichtigsten Getreideprodukten, die das Kind Ende des 8. Monats erhalten soll. Hafer bietet eine wertvolle Zusammensetzung an Eiweiß, Fett und Kohlenhydraten sowie wichtige Mineralstoffe und ist gut verdaulich.

Wir raten bei erhöhtem Allergierisiko, Hafer als erstes glutenhaltiges Getreide anzubieten, und beginnen daher im Beikostplan nach Reis und Mais damit. Einerseits treten selten Allergien auf Hafer auf, andererseits führen solche im späteren Leben kaum zu Einschränkungen bei der Nahrungsauswahl. Weglassen müssen Sie bei einer Haferallergie nur Müsli, Haferkekse, Haferflockensuppe, haferhaltige Getreidelaibchen und Haferdrinks. Eine Weizenallergie hat hingegen auf Dauer schwer wiegende Auswirkungen auf die Zusammensetzung des Speiseplanes.

Hirse
Hirse enthält viel Eisen und kann daher in Abwechslung mit Hafer als eisenreicher, vegetarischer Getreidebrei angeboten werden. In Hirse ist jedoch der Gehalt an Gerbstoffen, die Mineralstoffe binden und so für den Körper nicht mehr verfügbar machen können, sehr hoch. Hirsekörner müssen daher vor der eigentlichen Zubereitung mit kochendem Wasser überbrüht werden. Darin bildet sich ein rötlicher Schaum, in dem die Gerbstoffe gelöst sind. Das Wasser muss abgegossen werden, damit der Geschmack nicht bitter oder kratzig ist.
Säuglingshirseflocken werden industriell so hergestellt, dass der Gerbstoffgehalt niedrig ist. Deshalb können Sie die Flocken ohne Bedenken verwenden. Hirse wird auf Grund des natürlichen Fettgehaltes bei längerer Lagerung leicht ranzig. Probieren Sie den Brei immer vorher!

Honig

In vielen alternativen Kochbüchern für Babys wird Honig als Zutat angeraten. Doch ist Honig ebenso wie Zucker im 1. Lebensjahr nicht empfehlenswert. Er prägt das Kind auf Süßgeschmack, ist sogar schädlicher für die Zähne als Zucker und birgt ein Allergierisiko. Außerdem sind vereinzelt Vergiftungsfälle durch Honig, der das Bakterium Clostridium botulinum enthielt, aufgetreten. Dieses Bakterium produziert ein starkes Nervengift, das durch Kochen zerstört werden kann. Honig kann im Säuglingsalter daher nicht empfohlen werden. Zu Honig, Zucker und Süßstoff finden Sie weitere Informationen im Buch ☞ ETS.

Hülsenfrüchte

Hülsenfrüchte (Linsen, Bohnen, ☞Soja) lösen oftmals Blähungen aus. Eine Ausnahme bilden Erbsen, die meist problemlos vertragen werden. Sie sind Bestandteil von Gemüsebreien, runden den Geschmack ab und machen den Brei sämiger. Von allen Hülsenfrüchten sollten als 1. Zutat ☞ Erbsen in den Speiseplan des Kindes aufgenommen werden.

Karfiol

Dieses mild süßliche Kohlgemüse ist normalerweise die erste Kohlsorte auf Babys Speiseplan. Ähnlich wie bei ☞ Brokkoli oder bei ☞ Kohlrabi kann Ihr Kind nach dem Genuss von Karfiol Blähungen bekommen. Das liegt daran, dass Kohlarten nicht gänzlich verdaut werden und dass beim weiteren Abbau durch die Darmbakterien Gase entstehen. Beobachten Sie die Reaktion Ihres Kindes auf vorerst kleine Mengen, und weichen Sie evtl. auf andere Gemüsesorten aus.

Karotte

Karottenpüree ist in der Regel die erste Beikost, die ein Kind bekommt. Gedünstete Karotten schmecken leicht süßlich und liefern größere Mengen an Carotin, einer Vorstufe von Vitamin A. Kinder reagieren auf Karotten ausgesprochen selten allergisch. Karotten sind aber mit der ☞ Sellerie verwandt, daher kann es zu Kreuzreaktionen kommen (☞ ETS).

Allerdings gibt es einige Kinder, die auf die Gabe von Karotten mit Verstopfung (☞ ETS) reagieren. In diesem Falle kann das Karottenpüree durch ein Püree auf der Basis von ☞ Kürbis ersetzt oder durch ☞ Apfel oder ☞ Birne ergänzt werden.

Kohlrabi

Gedünsteter Kohlrabi wird häufig als Bestandteil eines Gemüsebreies verwendet. Probieren Sie vorab, ob Ihr Kind dieses Gemüse verträgt, bevor Sie größere Mengen anbieten oder portioniert einfrieren (☞ Karfiol).

Kuhmilch

Milch ist der Hauptlieferant für Calcium, das zum Aufbau der Zähne und Knochen benötigt wird. Babys decken ihren Bedarf an Calcium im 1. Lebensjahr durch Muttermilch oder Säuglingsmilchnahrung (☞ ETS).

Tierische Milch ist für die Zubereitung der täglichen Flaschennahrung im gesamten 1. Lebensjahr nicht geeignet!

Erhalten Kinder eine herkömmliche Säuglingsmilchnahrung (PRE, 1er, 2er), so kommen sie dadurch bereits mit Kuhmilcheiweiß in Kontakt. Das Eiweiß ist allerdings durch besondere Herstellungsverfahren verändert und so besser verdaulich gemacht worden. Außerdem sind Vitamine und Mineralstoffe optimiert.

Besondere Vorsicht ist bei erhöhtem Allergierisiko geboten! Hier soll zur Allergieprävention (☞ ETS) im gesamten 1. Lebensjahr Kuhmilcheiweiß (Milch, Sahne, Milchprodukte) streng vermieden werden. Langes Stillen und vorsichtige Einführung der Beikost sind der bestmögliche Schutz vor einer Kuhmilchallergie.

Bei der Zubereitung des abendlichen ☞ Getreide-„Milch"-Breies gibt es zwei Möglichkeiten, Kuhmilch zu vermeiden. Wenn Sie noch stillen, verwenden Sie einen Getreide-Wasser-Brei, der mit etwas gekochtem Gemüse oder Obst schmackhafter gemacht wird, und stillen in derselben Mahlzeit dazu. Dadurch werden Muttermilch und Getreide gemeinsam verdaut. Wenn Sie Flaschennahrung verwenden, geben Sie entweder Instantflocken in die entsprechende Menge fertig zubereiteter Säuglingsnahrung oder Sie kochen den Kindergrieß mit der nötigen Menge Wasser auf und fügen das entsprechende Maß an Säuglingsmilchpulver zu. Im Fall der Allergieprävention muss eine so genannte HA-Nahrung verwendet werden.
Gläschen, die Milch, Sahne oder Joghurt enthalten, und Getreidebreie, denen bereits Vollmilch oder Folgemilch zugesetzt sind, dürfen dann nicht verwendet werden.

Rohmilch sollte aus Gründen der Hygiene bis zum 6. Lebensjahr vermieden werden (☞ ETS).

Kürbis

Karotten dienen in der Regel als Basis für Gemüsebreie. Werden jene vom Säugling nicht gemocht oder vertragen, dann bietet sich Kürbis als beliebtes Beikostgemüse an. Kürbis enthält viele Vitamine - vor allem vergleichbare Mengen an Carotin, wie sie in der Karotte zu finden sind, und Mineralstoffe. Kürbis ist jedoch nur saisonal erhältlich und muss bei Bedarf portioniert tiefgefroren werden (☞ Kapitel „Tipps für die Zubereitung").

Melonen

Im Sommer eignen sich auch Wasser- oder Honigmelonen als Obstsorte. Sie sollten frühestens ab dem 9. Monat und immer entkernt angeboten werden. Achten Sie darauf, dass Ihr Kind sich nicht daran verschlucken kann!

Milchprodukte

Joghurt, Sauermilch, Topfen, Topfencremen (z.B. Kinderdesserts) sind im Säuglingsalter ungeeignet, denn die darin enthaltene Milchsäure belastet den kindlichen Organismus. Außerdem ist der Eiweißgehalt in Topfen und Topfenprodukten für Säuglinge noch zu hoch. Sauermilchprodukte sollen daher erst im 2. Lebensjahr auf dem Speiseplan stehen!

Nitratreiche Gemüsesorten

Rote Rüben, ☞ Spinat, Kohl und ☞ Fenchel zählen zu den nitratreichen Gemüsesorten. Aber auch Blattsalat, ☞ Brokkoli, ☞ Karfiol, ☞ Erdäpfeln und ☞ Sellerie können sehr viel Nitrat enthalten. Der Nitratgehalt ist abhängig von Anbau und Erntezeitpunkt.

Vermeiden Sie bei nitratreichen Sorten die Verwendung von Glashausgemüse, und verwenden Sie möglichst biologische Zutaten, da diese selten „überdüngt" sind!

Bei der Zubereitung von Gemüsebreien sollten Sie nitratreichere Gemüse immer mit Vitamin-C-reichem Obst bzw. Obstsaft oder mit nitratarmen Gemüsesorten (☞ Paradeisern, Erbsen, Paprika, Gurken) bzw. mit ☞ Getreide kombinieren.

Zweimaliges Erwärmen nitrathaltiger Breie schafft einen idealen Nährboden für Bakterien, die Durchfall verursachen oder Nitrat in krebserregende Stoffe umwandeln können. Reste von Erwärmtem deshalb immer wegwerfen oder - wenn Sie wollen - selber essen! Verzichten Sie darauf, diese nochmals für Ihr Kind zu erwärmen!

Nüsse und Samen

Nüsse (Haselnüsse, Erdnüsse, Walnüsse) zählen zu den Lebensmitteln, die häufig Allergien auslösen, weshalb Sie im 1. Lebensjahr darauf verzichten sollen. Außerdem können sich Säuglinge und Kleinkinder an Nüssen leicht verschlucken.

Bei erhöhtem Allergierisiko sollten gemahlene Nüsse und Kerne erst nach dem 2. Lebensjahr angeboten werden. Mandeln, Sesam und Sonnenblumenkerne sind die 1. Zutaten, die in den Speiseplan aufgenommen werden, da sie vergleichsweise allergenarm sind.

Obstsaft

Die Zugabe von Obstsaft soll den Gehalt an Vitamin C im Brei erhöhen. Vitamin C verbessert die Ausnutzbarkeit von Eisen aus dem Gemüse, den Getreideflocken und dem Fleisch. Beikostbreie werden normalerweise mit Baby-Obstsäften zubereitet, die pro 100 ml mind. 40 mg Vitamin C aufweisen. Viele Sorten im Handel (z.B. diverse ☞ Apfelsäfte) enthalten jedoch nur 25-30 mg Vitamin C.
Wenn Sie solche verwenden wollen, müssen die Saftmengen im Brei dementsprechend um etwa 50% erhöht werden. Fügen Sie zu den Standardrezepten z.B. 3 EL statt 2 EL hinzu.
Als Saft eignet sich spezieller Baby-Saft oder ab dem 9. Monat frisch gepresster Orangensaft, sofern Ihr Kind darauf nicht mit wundem Po reagiert. Allergiegefährdete Kinder sollten besser Apfelsaft erhalten.

Verwenden Sie bitte bei empfindlichen Kindern keinen Orangensaft, sondern Apfelsaft, Traubensaft oder sortenreinen Beerensaft.

Öl, Pflanzenöl

Ab dem 5. Monat sollen selbst gefertigte Breie etwa 1 TL Fett je 100 g enthalten. Es ist sinnvoll als Fettquelle entweder herkömmliches Sonnenblumen-, Maiskeim- oder am besten Rapsöl zu verwenden.

Pflanzenöl liefert nicht nur Energie, sondern auch fettlösliche Vitamine (die Vitamine A, E, D und K) und wichtige „ungesättigte" Fettsäuren (z.B. Linolsäure), die der Körper besonders für das Zellwachstum braucht. Rapsöl enthält außerdem noch wichtige Omega-3-Fettsäuren, die für die Gehirnreifung notwendig sind.

Die Fettzugabe erfolgt immer am Ende der Zubereitung, damit das Fett nicht zu sehr erhitzt wird und die Vitamine möglichst erhalten bleiben.

Kaltgepresste Öle enthalten natürliche aromatische Verbindungen, die für den intensiveren Eigengeschmack verantwortlich sind. Diese können aber die Niere des Babys belasten. Kaltgepresste Öle werden daher vom Forschungsinstitut für Kinderernährung Dortmund frühestens ab dem 10. Lebensmonat empfohlen.

Paprika

Paprikagemüse ist nicht nur nitratarm, sondern enthält auch sehr hohe Mengen an Vitamin C. Jedoch wird Paprika (auch gekocht) von Kindern vereinzelt nicht gut vertragen.

Paradeiser

Schon wegen der roten Farbe sind Paradeiser und Saucen daraus bei Kindern meist sehr beliebt. Säuglinge reagieren jedoch oft mit wundem Po auf dieses Gemüse, da es relativ viel Säure enthält. Außerdem zählt es zu den Nachtschattengewächsen, und nicht jedes Kind mag den typischen Geschmack. Verwenden Sie Paradeiser daher erst ab dem 8. Lebensmonat und nur als Bestandteil gemischter Gemüsebreie. Beobachten Sie allfällige Reaktionen Ihres Kindes! Keinesfalls sollten Sie Ketchup im 1. Lebensjahr verwenden, da dieses stark gesüßt ist.

Achten Sie bei der Auswahl der Paradeiser auf hohe Qualität! Von unreif geernteten Früchten aus Glashausanbau ist entschieden abzuraten! Sie enthalten Solanin (☞ Erdäpfel). Paradeiser enthalten relativ viel Histamin, weshalb sie bei Histaminunverträglichkeit (einer allergieähnlichen Erkrankung) eingeschränkt werden müssen.

Pastinake

Die Pastinake ist ein mit Karotte und ☞ Sellerie verwandtes, süßliches Wurzelgemüse, das sich hervorragend für die Säuglingsernährung eignet. Es ist meist nur im Bioladen erhältlich, lässt sich aber auch im eigenen Garten anbauen. Pastinaken können als Alternative zur Karotte oder als Bestandteil eines gemischten Gemüsebreies verwendet werden.

Reis

Reis ist oft die erste Sorte ☞ Getreide, die dem Kind angeboten wird, da sie glutenfrei und leicht verdaulich ist. Allerdings kann die Zugabe von Reisschleim (Reisflocken) eine bestehende Verstopfung verstärken. Breie, die zu flüssig sind, können Sie mit 1 oder 2 EL Instant-Reisschleim eindicken.

Salz

Säuglingskost soll gänzlich ungesalzen sein! Verwenden Sie als ☞ Gewürz besser frische Kräuter (z.B. Petersilie). Babys brauchen keine stark gewürzten Breie, da sie im Verhältnis zum Erwachsenen 3-mal so viele Geschmacksknospen auf der Zunge haben. Sobald das Kind ☞ Brot oder ☞ Wurstwaren zu essen beginnt, erhält es außerdem genügend Salz in versteckter Form. Nach dem 1. Lebensjahr soll jodiertes Kochsalz in Maßen zum Würzen verwendet werden. Österreichisches Speisesalz ist generell jodiert.

Schinken

Bei der industriellen Produktion von Gläschen mit Schinken wird speziell salzarmer Schinken verwendet. Herkömmlicher Schinken hat einen sehr hohen Salzgehalt, weshalb die Verwendung in den ersten Beikostmonaten nicht empfohlen wird.

Setzen Sie Schinken oder magere Wurstsorten frühestens ab dem 11. Monat in kleinen Mengen und immer zusammen mit salzfreier Beikost auf den Speiseplan, und halten Sie ausreichend Wasser oder ungesüßten Tee als Durstlöscher bereit!

Schwarzwurzel

Zu den ballaststoffreichsten Gemüsesorten zählt die Schwarzwurzel. Klein geschnitten, weich gekocht und püriert ist sie auch in der Säuglingskost verwendbar und verbessert die Verdauung bei Verstopfung.

Sellerie

Sellerie zählt zu den mittelmäßig ☞ nitratreichen Gemüsesorten und wird gerne gemischten Gemüsebreien zugegeben, um dem Brei Geschmack zu verleihen. Da Sellerie relativ häufig Allergien auslöst, wird sie bei erhöhtem Allergierisiko erst später und im 1. Lebensjahr ausschließlich gekocht verwendet.
Besteht eine Allergie auf Sellerie, so sind Kreuzreaktionen mit Pflanzen derselben Familie (Doldenblütler) möglich. Dazu zählen Karotte, Pastinake, Fenchel, Kerbelrübe, Wurzelpetersilie sowie die Gewürze Kümmel, Kreuzkümmel (im Curry), Koriander, Anis, Fenchelsamen (im Baby-Tee), Petersilie, Maggikraut (in Suppenwürzen, Fertigsuppen), Dill, Kerbel und Angelika (Engelwurz).

Soja

Die Sojabohne gehört zu den ☞ Hülsenfrüchten. Soja ist ein potentes Allergen und soll nach Möglichkeit im 1. Lebensjahr vermieden werden. Handelsübliche Sojamilch für Erwachsene entspricht im Mineralstoff-, Vitamin- und Eiweißgehalt nicht den Bedürfnissen eines Babys und Tofu (Sojakäse) ist zu eiweißreich. Soja findet in der Säuglingsernährung wenn, dann nur als industrielle Säuglingsnahrung auf Sojamilchbasis bei Eltern Eingang, die ihr Kind vegetarisch und ohne Milchnahrung auf Kuhmilchbasis ernähren wollen.

Spinat

Spinat liefert mehr Eisen als die meisten Gemüsesorten. Aber so hohe Eisenmengen, wie man ihm früher zugeschrieben hat, enthält er nicht. Hingegen findet sich darin Oxalsäure – eine Säure, die Calcium bindet und so die Aufnahme dieses wichtigen Mineralstoffes in den Körper verringert.
Außerdem zählt Spinat zu den ☞ nitratreichen Gemüsesorten. Herkömmlicher Tiefkühlspinat oder Spinat aus dem eigenen Garten kann viel mehr Nitrat als kontrollierter Gläschenspinat enthalten. Herkömmlicher Spinat ist für die Ernährung des Babys - aber auch für die Ernährung im 2. Lebensjahr - nicht geeignet! Deshalb ist hier die Verwendung von Gläschenkost vorzuziehen.
Wenn Sie trotzdem frischen, eigenen Spinat verwenden wollen, so nehmen Sie ausschließlich Spinat, der vor und bei der Ernte genug Sonneneinstrahlung hatte und nicht gedüngt wurde. Der Gehalt an Nitrat ist nach Düngung und bei Glashausspinat besonders hoch.

Nehmen Sie für Kleinkinder nur die Blattanteile, Stiel und Blattrippen bleiben besser den Erwachsenen vorbehalten. Denn der Nitratgehalt ist im Stiel und in den Blattrippen am höchsten. Überbrühen Sie den Spinat für ca. 3 Minuten mit heißem Wasser. Etwa die Hälfte des Nitrates geht dabei ins Kochwasser über. Dieses soll abgegossen werden und nicht in den Brei gelangen.

Suppenwürfel

Auf Grund des hohen Salzgehaltes sind Suppenwürfel und gesalzene Suppenwürzen im 1. Lebensjahr nicht geeignet. Außerdem enthalten fast alle Würzen den Geschmacksverstärker Natriumglutamat, der bei empfindlichen Kindern allergieähnliche Reaktionen auslösen kann.

Wasser

Verwenden Sie in den ersten 6 Monaten nur frisches und abgekochtes Wasser zur Zubereitung von Beikost. Säuglingsnahrung sollte nur dann mit Leitungswasser zubereitet werden, wenn der Nitratgehalt weniger als 30 mg pro Liter beträgt. Ihr Wasserwerk erteilt Ihnen genaue, aktuelle Auskunft über den Nitratgehalt im Wasser.
In manchen Altbauten bestehen noch Wasserleitungen aus Bleirohren. Dieses Wasser darf Säuglingen nicht gegeben werden. Zu Problemen kommt es auch bei alten Kupferrohren, wenn der pH-Wert des Wassers 7,3 oder niedriger und das Wasser gleichzeitig sehr hart ist (Härtebereich 4 für Waschmittel oder deutsche Härte größer als 21). Auch ganz neu verlegte Rohre sind nicht unbedenklich. Lassen Sie das Wasser vorab länger laufen!
Wasser aus Hausbrunnen darf nur dann genossen werden, wenn es hygienisch einwandfrei ist, regelmäßig auf den Nitratgehalt hin kontrolliert wird und weniger als 30 mg Nitrat pro Liter enthält.
Entspricht das Leitungswasser nicht diesen Voraussetzungen, dann sollten Sie abgekochtes Mineralwasser, das „geeignet zur Zubereitung von Säuglingsnahrung" ist, verwenden. Folgende Marken entsprechen diesen gesetzlichen Anforderungen: Frankenmarkter, Silberquelle, Vöslauer, Römerquelle, Bonaqua, Kobersdorfer Waldquelle und Montes.
Durch das Abkochen wird Mineralwasser, egal ob „prickelnd" oder „still", ganz frei von Kohlensäure, die für Säuglinge nicht geeignet ist.
In der Babyabteilung mancher Supermärkte erhält man auch so genannte Babywässer. Meist sind sie teurer, aber nicht unbedingt bes-

ser als die oben erwähnten „babytauglichen" Markenmineralwässer. Nähere Informationen über die Auswirkungen von Nitrat im Säuglingsalter sowie über die Höchstwerte an Mineralstoffen in Mineralwasser, das für Babynahrung geeignet ist, finden Sie im Buch ☞ ETS.

Wurstwaren

Wurstwaren werden neben Kochsalz auch nitrathaltige Pökelsalze und scharfe Gewürze zugesetzt. In manchen Wurstsorten sind große Mengen an tierischem Fett versteckt. Sie sollen selbst im Erwachsenenalter nur selten auf dem Speiseplan stehen.
Bieten Sie deshalb Wurst (☞ Schinken) frühestens ab dem 11. Monat, nur in kleinen Mengen und immer zusammen mit salzfreier Beikost an! Halten Sie ausreichend Wasser oder ungesüßten Tee (☞ Getränke) als Durstlöscher bereit!

Zitrusfrüchte

Im Rezeptteil empfehlen wir, den Breien evtl. Orangensaft (☞ Obstsaft) beizumengen, um den Gehalt an Vitamin C in der Beikost anzuheben und um das Eisen in der Nahrung besser auszunützen. Reagiert Ihr Kind darauf mit wundem Po oder gar mit allergischem Ausschlag, können Sie stattdessen etwas größere Mengen an Baby-Apfelsaft beifügen.
Als Obst werden Zitrusfrüchte - abgesehen von enthäuteten Mandarinen - auf Grund des hohen Säuregehaltes meist erst im 2. Lebensjahr verzehrt.

Zucchini

Säuglingen essen dieses milde Kürbisgemüse gern im Gemüsebrei. Manchmal enthält Zucchini jedoch Bitterstoffe. Probieren Sie das Gemüse daher immer vorher selbst!

Zucker

Im 1. Lebensjahr können Sie auf Zucker als Zutat gänzlich verzichten. Kuchen und Kekse enthalten davon meistens mehr als nötig. Auch in unseren Keks- und Kuchenrezepten kommen wir ohne Zucker als Zutat nicht aus. Sie können aber stattdessen mit ☞ Apfeldicksaft oder mit ☞ Birnensirup süßen. Diese sind naturbelassener.

Tipps für die Zubereitung

Auswahl der Zutaten

Während Gläschenkost eine Vielzahl von Kontrollen auf Schadstoffe und Rückstände durchlaufen muss, können Sie bei Selbstzubereitung nur auf die Qualität der Zutaten vertrauen und eine entsprechende Auswahl treffen. Als Zutaten für Babybreie sollten deshalb möglichst alle Lebensmittel von hoher (BIO-)Qualität sein, auch wenn Anbau bzw. Einkauf arbeitsintensiver oder etwas teurer werden.

Bevorzugen Sie Tiefkühlprodukte, wenn Sie in Übergangszeiten kein frisches Obst oder Gemüse erhalten. Welkes oder zu lange gelagertes Gemüse ist abzulehnen. Unser Saisonkalender hilft Ihnen frisches Gemüse zu wählen. Keinesfalls eignen sich Konservenprodukte, ihr Vitamingehalt ist zu gering.

Geräte für die Zubereitung

Zur Zubereitung der Breie sind hohe Töpfe mit kleinem Durchmesser sinnvoll, in denen gleich püriert werden kann. Edelstahltöpfe oder solche aus Email mit passendem Glasdeckel sind am besten geeignet. Auf Großmutters Aluminiumtopf sollten Sie verzichten!
Mit einer Glasreibe lässt sich das Frischobst besonders fein schaben. Der Brei wird dadurch sämiger.

Ein Pürierstab ist unerlässlich. Achten Sie beim Kauf darauf, dass der untere Teil aus Metall ist, damit auch heiße, frisch gekochte Zutaten problemlos püriert werden können!

Vermeiden Sie Schneidbretter und Kochlöffel, die schon altgedient sind und deren Oberfläche rissig ist! In diesen Nischen fühlen sich auch krankheitserregende Bakterien sehr wohl.

Breizubereitung

Im 1. Lebensjahr ist Gebratenes oder Gegrilltes ungeeignet, da es für den Darm Ihres Kindes schwer zu verdauen ist. Abgesehen vom Frischobst-Brei, muss daher Beikost und später die anfängliche Familienkost aus gedünsteten oder gekochten Speisen bestehen.
Bei der Verarbeitung soll darauf geachtet werden, Mineralstoffe und Vitamine in den Speisen möglichst zu erhalten. Beim Kochen in reich-

lich Wasser werden viele wichtige, wasserlösliche Mineralstoffe und Vitamine ausgelaugt. Daher ist es besser, die Zutaten mit wenig Wasser zu dämpfen und den Brei dann mit diesem Wasser zuzubereiten (Ausnahme: ☞ nitratreiche Gemüsesorten, ☞ Spinat, ☞ Hülsenfrüchte).
Benutzen Sie einen Druckkochtopf bzw. einen Kochtopf mit Deckel. Legen Sie das Gemüse nie ins kalte, sondern immer erst in das kochende Wasser, und kochen Sie so weich wie nötig, aber möglichst nicht länger! Obstsaft und Fettkomponenten (☞ Pflanzenöl, ☞ Butter) werden am besten erst kurz vor dem Pürieren dazugegeben. Pürieren Sie für Babys im 5. bis 7. Lebensmonat die Zutaten mit einem Pürierstab oder mit dem Mixaufsatz einer Küchenmaschine sehr fein! Der Brei muss „trinkbar" sein.

Portioniert einfrieren

Anfangs isst Ihr Kind nur kleine Portionen, und Sie können sich das tägliche Zubereiten erleichtern, indem Sie eine größere Menge kochen und portionsweise einfrieren.
Diese Methode bietet sich vor allem an, wenn Sie Einzelkomponenten, die Sie bei der Frischzubereitung des Mittagsbreies benötigen (z.B. Fleisch), nicht täglich zur Verfügung haben.
Größere Mengen Gemüse-Brei lassen sich auch in sauberen, kleinen Gläschen mit Schraubdeckel bzw. im Gefrierbeutel einfrieren. Bedenken Sie beim Tieffrieren von stärkehaltigen Breien (z.B. Reis-Gemüse-Fleischbreien oder Getreide-Obstbreien), dass sich nach dem Auftauen Flüssigkeit an der Oberfläche absetzen kann. Durch Aufwärmen und gutes Umrühren müsste sich wieder eine sämige Konsistenz ergeben, notfalls helfen Sie mit Hafer- oder Reisschleim etwas nach.
Gekochtes und püriertes Fleisch lässt sich sehr gut in Eisbeutel bzw. Eiswürfelbehälter portionieren. Wobei in letzterem Fall die gefrorenen Fleischwürfel nach dem Tieffrieren in einen Gefrierbeutel umgefüllt werden, sodass sie - ohne Geruch anzunehmen - bis zu maximal 3 Monaten gefriergelagert werden können. Füllen Sie die wöchentlich benötigte Menge in jeweils einen Beutel, damit dieser nicht allzu oft geöffnet werden muss.
So können Sie Gemüse bzw. ☞ Erdäpfel täglich frisch zubereiten (z.B. für das Familienessen) und die entsprechenden Mengen für das Baby mit der vorab gekochten Fleischportion mischen. Wird im Haushalt nur abends frisch gekocht, kann der Gemüse-Fleisch-Brei auch abends und mittags der Getreide-„Milch"-Brei angeboten werden.

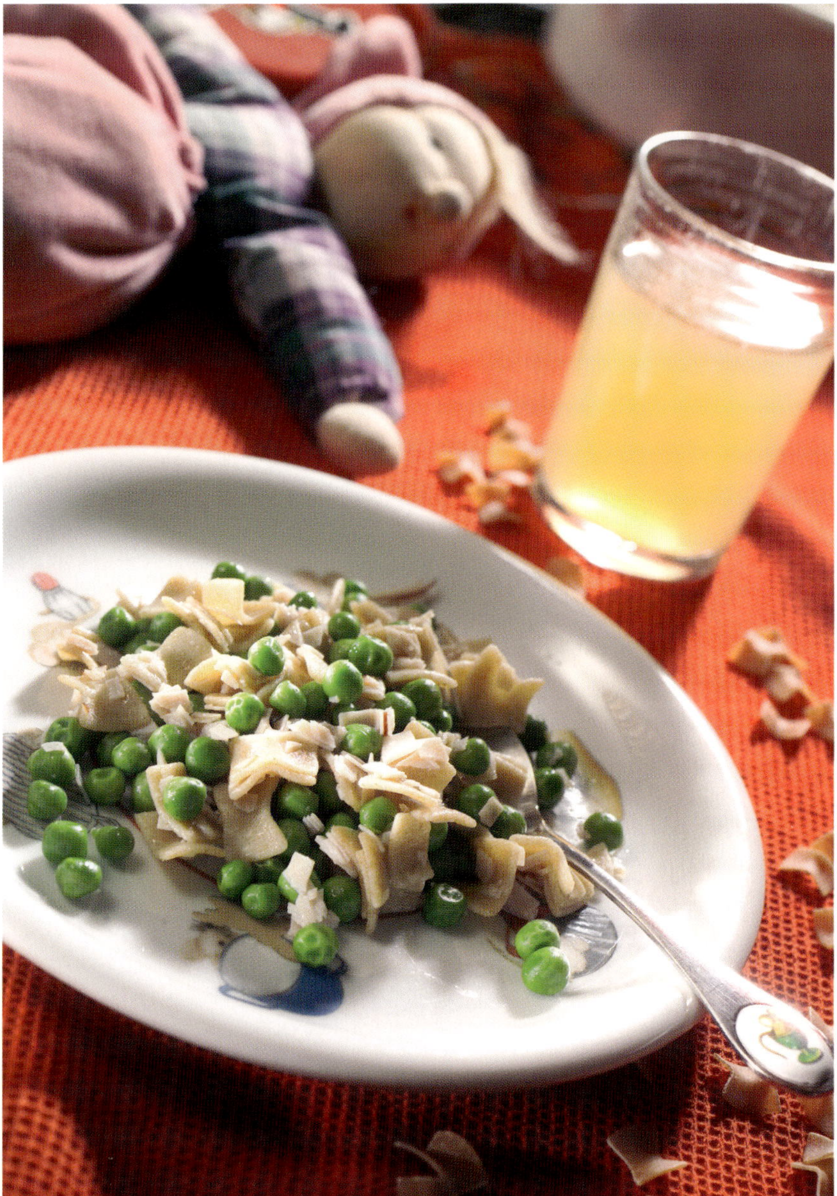

Babymenüs - Mittagessen: Schinkenfleckerl mit Erbsen

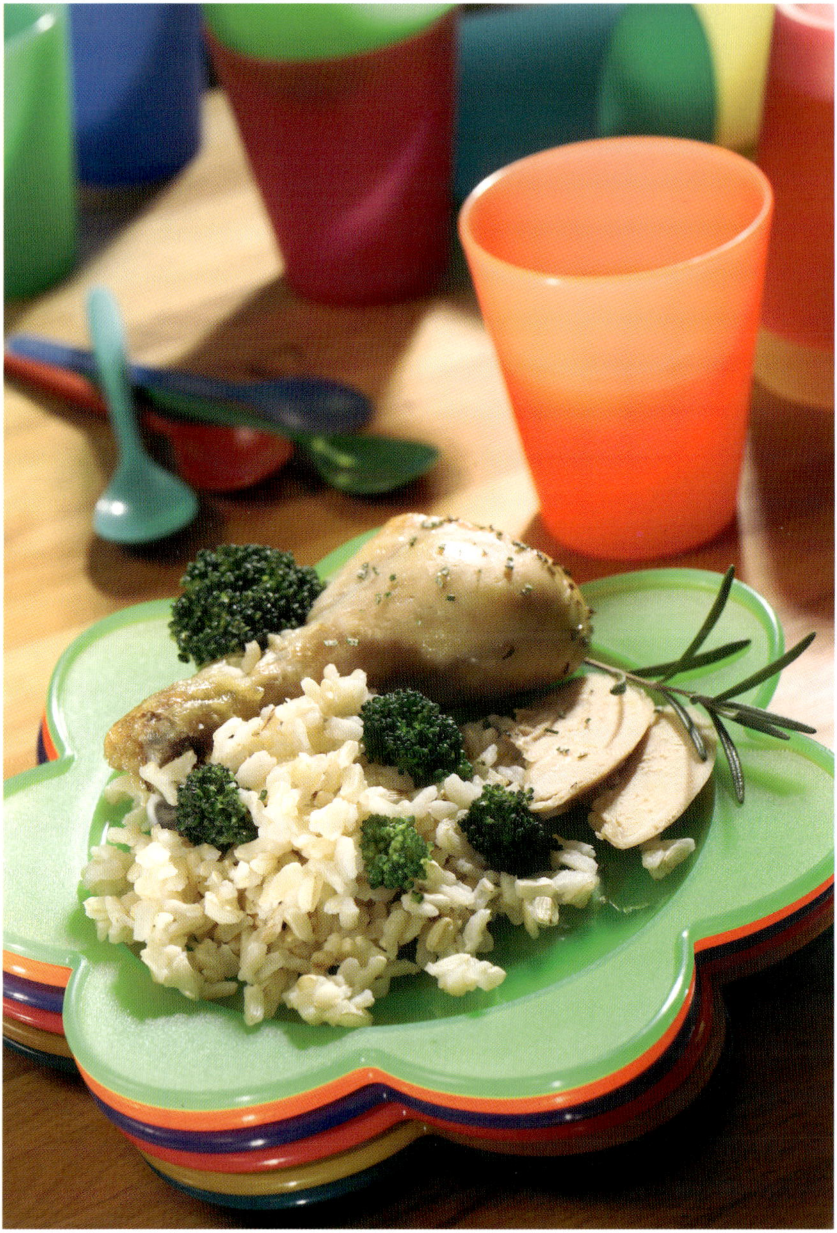

Babymenüs - Mittagessen: Rosmarinhendelhaxerl mit Reis und Brokkoli

MAHLZEITENFAHRPLAN

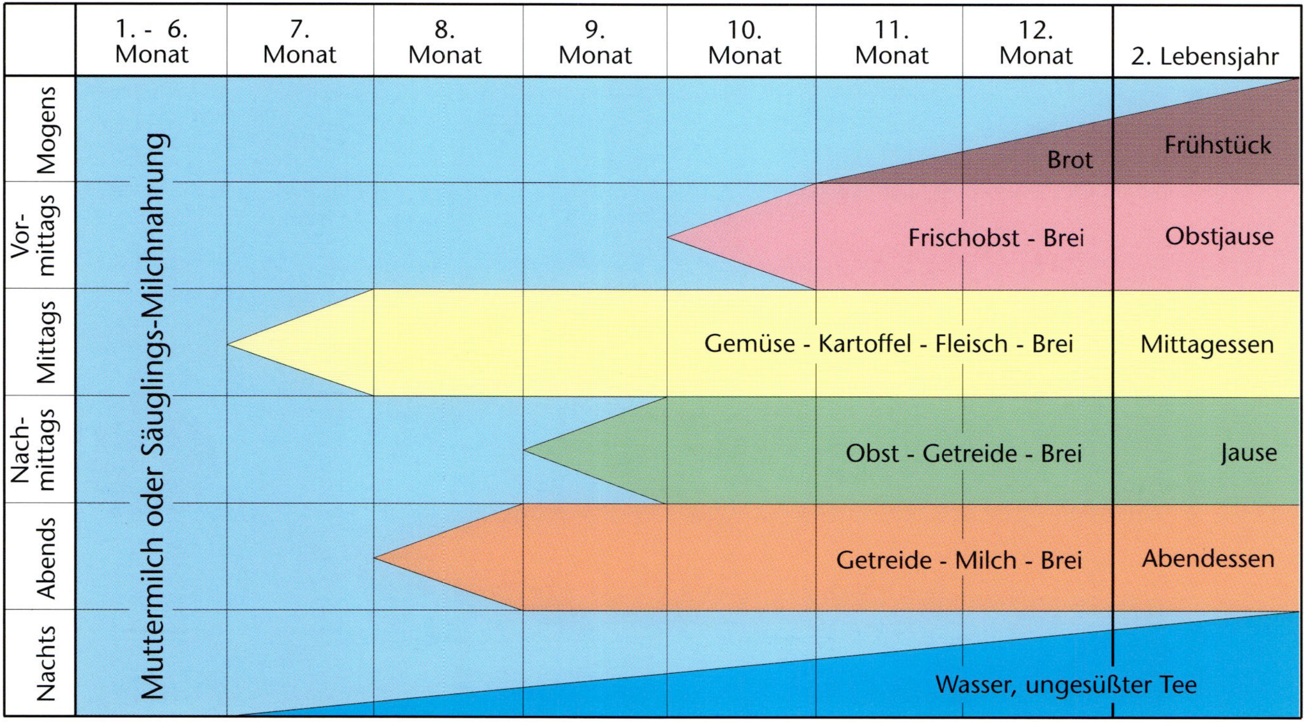

Die kleinen Gefrierfächer eines Kühlschrankes sind zum Tiefkühlen von Babynahrung nicht geeignet, da die Temperatur darin wärmer als -18 °C ist und durch häufiges Öffnen der Türe schwanken kann.

Auftauen

Tauen Sie gefrorene Breie nur unmittelbar vor dem Füttern auf, am besten im Wasserbad oder mit der Mikrowelle. Da bereits aufgetaute Breie nicht nochmals erwärmt werden sollen, müssen Breireste weggeworfen (oder von Erwachsenen gegessen) werden.
Beim Wiedererwärmen besteht die Gefahr einer bakteriellen Verunreinigung, die Durchfall zur Folge haben kann. Außerdem ist der Verlust an wichtigen Vitaminen sehr hoch.

SAISONKALENDER

■ reif in Österreich

▒ Lagerware

	Jan	Feb	Mär	Apr	Mai	Jun	Jul	Aug	Sep	Okt	Nov	Dez
Apfel	▒	▒	▒	▒			■	■	■	■	▒	▒
Banane	▒	▒	▒	▒	▒	▒	▒	▒	▒	▒	▒	▒
Birne	▒	▒					■	■	■	■	▒	▒
Brokkoli						■	■	■	■	■		
Erbsen						■	■	■				
Erdäpfel	▒	▒	▒	▒	▒	■	■	■	■	■	▒	▒
Erdbeere					■	■	■	■				
Fenchel						■	■	■	■	■		
Gurke						■	■	■	■			
Heidelbeere							■	■				
Karfiol						■	■	■	■	■		
Karotte	▒	▒	▒	▒	▒	■	■	■	■	▒	▒	▒
Kohlrabi				■	■	■	■	■	■	■		
Kürbis							■	■	■	■		
Marille							■	■				
Melone								■	■			
Lauch	■	▒	▒	▒	▒	■	■	■	■	■	■	■
Paradeiser						■	■	■	■	■		
Pastinake	▒	▒	▒	▒					■	■	▒	▒
Pfirsich							■	■	■			
Schwarzwurzel	▒	▒								■	■	▒
Sellerie	▒	▒	▒	▒	▒		■	■	■	■	▒	▒
Spinat				■	■	■	■	■	■	■	■	
Weintrauben									■	■		
Zucchini						■	■	■	■	■	■	

Quelle: Bio-Info, Österreich

Der Beikostplan

Das Ersetzen der Milchmahlzeiten

Beim Ersetzen der gewohnten Milchmahlzeiten durch Beikost sollten Sie 3 Punkte beachten:

• Der Austausch der Mahlzeiten erfolgt „fließend". Ersetzen Sie die Still- oder Flaschenmahlzeiten nicht von heute auf morgen, sonst bekommt Ihr Kind das Gefühl, ihm würde das Gewohnte entzogen. Die Einführung der Beikost könnte dann in einen „Machtkampf" zwischen Mutter und Kind ausarten.

Bieten Sie zu Beginn der Mahlzeit wenige Löffel Brei an. Anschließend wird vorerst noch gestillt bzw. die Flasche gegeben (☞ ETS Kapitel Abstillen).

• Es wird nur etwa eine Tagesmahlzeit pro Monat ausgetauscht, damit sich das Kind und die stillende Mutter an die geänderten Bedingungen gewöhnen können. Einen Überblick über den Mahlzeitenfahrplan finden Sie im Farbteil dieses Buches.

• Ihr Kind lernt ein Lebensmittel nach dem anderen kennen. Nehmen Sie maximal alle 3-4 Tage, bei allergiegefährdeten Kindern alle 5-7 Tage, ein neues Lebensmittel im ☞ Beikostplan dazu. Am einfachsten ist es, jede Woche, z.B. mittwochs, ein neues Lebensmittel dazuzunehmen. Gemüseallerlei mit 7 Sorten sollten Sie erst dann geben, wenn bereits 6 Sorten gut vertragen wurden. Durch die stufenweise Einführung der Beikost-Lebensmittel wird der Darm Ihres Kindes geschont, und Sie können leicht erkennen, wie Ihr Kind auf die neue Nahrung reagiert.

Sollte Ihr Kind auf ein neues Lebensmittel starke ☞ Blähungen bekommen, können Sie rasch handeln und darauf verzichten. Verfestigt sich der Stuhl des Kindes allzu sehr, sind ☞ stuhlauflockernde Lebensmittel (z.B. Birnen, Erdäpfel) die nächste Wahl. Wird der Stuhl zu flüssig, können Sie in der nächsten Stufe einen stuhlfestigenderen Brei (z.B. mit Bananen oder Reis) anbieten.

Achtung! Zur Allergieprävention (☞ ETS) ist zusätzliche Vorsicht geboten! Die stufenweise Beikosteinführung muss langsamer erfolgen (☞ Beispiel eines Beikostplanes), und manche Lebensmittel müssen das gesamte 1. Lebensjahr vermieden werden.

Hinweise und Abkürzungen zum Beikostplan
Um die schrittweise Einführung der Lebensmittel verständlicher zu gestalten, haben wir als Beispiel einen Beikostplan erstellt, der auch bei erhöhtem Allergierisiko eingesetzt werden kann.

Bitte halten Sie sich vor Augen, dass dieser Beikostplan keine fixe Vorgabe (!) oder starre Empfehlung ist. Ihr Kind hat eigene Vorlieben, sodass sein persönlicher Stufenplan möglicherweise schon nach kurzer Zeit von diesem Beispiel abweichen wird, wenn Sie Breie selber kochen. Außerdem können saisonale Schwankungen eine Änderung des Beikostfahrplanes bewirken, denn nicht immer hat man das jeweilige Obst oder Gemüse frisch oder tiefgekühlt zur Verfügung.

Hier die Übersicht über die Tabelle:
Mo bzw. Wo: In diesem Lebensmonat bzw. dieser Woche wird das neue Lebensmittel eingeführt.

Zutat: Diese Zutat wird in den Speiseplan neu dazugenommen. Zwischen den einzelnen neu hinzukommenden Zutaten sollen bei nicht allergiegefährdeten Kindern 3-4 Tage vergehen. Daher ergeben sich ca. 2 neue Zutaten pro Woche. Ab dem 10. Monat können Sie am Familientisch zusätzlich andere Zutaten anbieten, z.B. Melonen, Erdbeeren, Himbeeren oder Mandarinen als Obst, Kohlrabi, rote und gelbe Rüben oder Gurken als Gemüse, Roggen oder Maroni als Beilagen.

Rezepte: Hier geben wir an, welches Standardrezept oder welche Babymenüs dem stufenweisen Beikostplan entsprechen.

Allergieprävention: Bei Allergierisiko wird nur alle 5 Tage mit einer neuen Zutat begonnen. Der Einfachheit halber geben wir daher die Einführung in Wochen an, wobei wir 5 Wochen pro Monat rechnen.

Notizen: Notieren Sie sich das jeweilige Beginndatum und eventuelle Reaktionen Ihres Kindes unter der Rubrik Notizen.

Beispiel eines Beikostplanes mit Beikostrezepten

Mo	Wo	Zutat	Rezepte
7.	1.	Karotten	Babykarotten-Brei
	2.	Öl	Karottenpüree
	3.	Erdäpfel	Karotten-Erdäpfel-Brei
	4.	Rindfleisch	Gemüse-Erdäpfel-Fleisch-Brei
8.	1.	Apfel(saft)	Gemüse-Erdäpfel-Fleisch-Brei
		Reis	Getreide-„Milch"-Brei (mit Obst)
	2.	Kürbis	Gemüse-Erdäpfel-Fleisch-Brei
		Birne	Getreide-„Milch"-Brei (mit Obst)
	3.	Mais	Gemüse-Erdäpfel-Fleisch-Brei
		Pfirsich	Getreide-„Milch"-Brei (mit Obst)
			Obstbrei
			Getreide-Obst-Brei
	4.	Karfiol	Gemüse-Erdäpfel-Fleisch-Brei
		Hafer	Gemüse-Hafer-Brei
			Getreide-„Milch"-Brei (mit Obst)
			Getreide-Obst-Brei
9.	1.	Huhn	Gemüse-Erdäpfel-Fleisch-Brei
		Banane	Frischobst-Brei
	2.	Marillen(saft)	Obstbrei
			Getreide-Obst-Brei
		Erbsen	Gemüse-Erdäpfel-Fleisch-Brei
	3.	Dinkel	Getreide-„Milch"-Brei (mit Obst)
			Getreide-Obst-Brei
		Fenchel	Gemüse-Erdäpfel-Fleisch-Brei
	4.	Pastinake	Gemüse-Erdäpfel-Fleisch-Brei
		Pute, Truthahn	Gemüse-Erdäpfel-Fleisch-Brei
			Kürbisgemüse aus dem Wok
10.	1.	Weizen	Getreide-Obst-Brei
			Getreide-„Milch"-Brei (mit Obst)

Ihre Notiz	Allergiepräv.	
	7.	1.
		2.
		3.
		4.
	8.	1.
		2.
		3.
		4.
		5.
	9.	1.
		2.
		3.
		4.
		5.
	10.	1.
		2.
		3.
		4.
		5.
	11.	1.
		2.

Mo	Wo	Zutat	Rezepte
10.	1.	Weizen	Couscous mit Birnen
			Vollkornweckerln mit Apfelspalten
			Schichtzwieback mit Birnen
			Apfelstrudel
			(Geburtstags)kuchen mit Äpfeln
	2.	Heidelbeere	Getreide-„Milch"-Brei (mit Obst)
			Getreide-Obst-Brei
			Grießpudding mit Heidelbeeren
	3.	Spinat	Gemüse-Erdäpfel-Fleisch-Brei
			Falscher Tafelspitz
	4.	Lauch, Zwiebel, Kräuter	Gemüse-Erdäpfel-Fleisch-Brei
			Polpetti mit Erdäpfelpüree und Karotten
			Lauchstrudel-Päckchen
			Nudeleintopf mit Pute und Erbsen
11.	1.	Paradeiser	Gemüse-Erdäpfel-Fleisch-Brei
			Spaghetti mit Paradeissoße
	2.	Trauben(saft), Rosinen	Traubenkompott
	3.	Zucchini	Gemüse-Erdäpfel-Fleisch-Brei
			Erdäpfeltopf mit Kalbfleisch und Zucchin
			Gefüllte Zucchini mit Erdäpfelpüree
	4.	Schweinefleisch, Schinken	Gemüse-Erdäpfel-Fleisch-Brei
			Erdäpfel mit Karfiol-Schinkensauce
			Schinkenfleckerln mit Erbsen
12.	1.	Gerste	Rollgerstentopf mit Rindfleisch und Lauc
	2.	Sellerie	Gemüse-Erdäpfel-Fleisch-Brei
			Ritschertvariante
	3.	Hirse	Getreide-„Milch"-Brei (mit Obst)
	4.	Brokkoli	Gemüse-Erdäpfel-Fleisch-Brei
			Brokkoli (statt Karfiol) mit Bröseln
13.	1.	Rahm/Milch/Butter	Getreide-„Milch"-Brei (mit Obst)

Ihre Notiz	Allergiepräv.	
	11.	2.
		3.
		4.
		5.
	12.	1.
		2.
		3.
		4.
		5.
	13.	1.
		2.
		3.
		4.

1. BEIKOSTMONAT

Mit der Beikost soll etwa Anfang des 7. Monats begonnen werden. Das Kind signalisiert manchmal etwas früher seine Beikostbereitschaft, indem es intensiv beobachtet, was Erwachsene essen, und häufig in den Teller greift. Dann kann auch schon im 6. Monat Beikost gegeben werden. Keinesfalls soll vor dem 5. Monat mit Beikost begonnen werden. Mit dem 7. Monat soll Beikost jedoch auf jeden Fall angeboten werden.

Vereinzelt brauchen Kinder etwas länger und wollen erst später Beikost akzeptieren. Erfahrungsgemäß ist dies oft bei Allergierisikokindern der Fall. Der Beikostbeginn ist also individuell verschieden, deshalb sind die Rezepte nicht nach Lebens-, sondern nach Beikostmonaten eingeteilt. Ältere Kinder brauchen daher evtl. auch mehr, als bei den einzelnen Rezepten angegeben ist.

Das Ersetzen der einzelnen Still- oder Milchmahlzeiten erfolgt schrittweise, sodass pro Monat nur etwa eine Mahlzeit langsam ausgetauscht wird (Näheres ☞ ETS). Anfangs isst Ihr Kind noch keine ganze Portion. Es lernt erst langsam die Kunst, vom Löffel zu essen.

ⓘ Als kleine Hilfestellung bei der Zubereitung der Breie gilt: 1 TL entspricht etwa 5 g oder 5 ml, 1 EL ca. 10 g oder 10 ml.

Babykarotten-Brei

100 g BIO-Karotten
3 EL Wasser (babytauglich)

Karotten kurz waschen und schälen, grob zerkleinern, mit wenig Wasser in einem geschlossenen Topf garen. Pürieren Sie die Karotten mit Wasser mittels Stabmixer oder Mixaufsatz sehr fein, und lassen Sie den Brei auf Esstemperatur abkühlen.
Mit dem Beginn der Beikost festigt sich der Stuhl, bei einigen Kindern haben Karotten jedoch eine zu große stuhlfestigende Wirkung. Der Stuhl wird lockerer, wenn als 2. Lebensmittel Erdäpfel in den Brei

dazukommen. Sie können auch zu ☞ Kürbis als Gemüsebasis wechseln oder von vornherein Butternuss- oder Hokkaido-Kürbis als erstes Gemüse verwenden.

Eine Quelle für Lieferanten von BIO-Lebensmitteln finden Sie im ⓘ Adressverzeichnis.

mittags 7-mal pro Woche

Karottenpüree

Nach etwa einer Woche, sobald sich Ihr Kind an den Löffel gewöhnt hat und bereits mehr als 100 g essen möchte, können Sie den Brei durch die Zugabe von ☞ Pflanzenöl gehaltvoller und sättigender machen. Dies ist vor allem bei älteren Kindern notwendig.

150 g BIO-Karotten (bzw. Gläschenkarotten)
3 EL Wasser
1 EL Pflanzenöl

Karotten kurz waschen und schälen, grob zerkleinern, mit wenig Wasser in einem geschlossenen Topf garen. Pürieren Sie die Karotten mit Wasser mittels Stabmixer oder Mixaufsatz sehr fein. Rühren Sie dann das ☞ Pflanzenöl ein, und lassen Sie den Brei auf Esstemperatur abkühlen.

mittags 7-mal pro Woche

Karotten-Erdäpfel-Brei

Setzen Sie nach etwa einer weiteren Woche mit folgendem Brei fort:

100 g BIO-Karotten (bzw. Gläschenkarotten)
50 g BIO-Erdäpfel (etwa 1 Stück)
1 EL (10 g) Öl, milchfreie Margarine oder Butter
3 EL Wasser oder Vitamin-C-haltiger Obstsaft

Erdäpfel und Karotten kurz waschen und schälen, grob zerkleinern, die Karotten mit wenig Wasser in einem geschlossenen Topf vorgaren, Kartoffeln dazugeben und gemeinsam gar kochen. Gekochtes Gemüse unter Zugabe von Wasser mittels Stabmixer oder Mixaufsatz pürieren, Fett einrühren. Kühlen Sie den Brei danach auf Esstemperatur ab.

Achtung! Warten Sie 3-5 Tage zwischen der Einführung von Kartoffeln und Obstsaft, um evtl. allergische Reaktionen auf eines der beiden Lebensmittel beobachten zu können oder gehen Sie nach Beikostplan vor und führen Sie Apfelsaft als 5. Lebensmittel ein und bereiten Sie bis dahin den Brei mit Wasser zu.

mittags 7-mal pro Woche

Gemüse-Erdäpfel-Fleisch-Brei

In der letzten Woche des 1. Beikostmonats wird der Gemüsebrei durch Fleisch ergänzt, um das Kind mit dem notwendigen Eiweiß und Eisen zu versorgen (☞ ETS).

100 g BIO-Karotten (bzw. Gläschenkarotten)
50 g BIO-Erdäpfel (etwa 1 Stück)
20 g mageres BIO-Rindfleisch
1 EL (10 g) Öl, milchfreie Margarine oder Butter
3 EL Wasser oder Vitamin-C-haltiger Obstsaft

Erdäpfel und Karotten kurz waschen, schälen und grob zerkleinern. Rindfleisch in kleine Würfel schneiden oder - noch besser - mit dem Fleischwolf zerkleinern. Garen Sie Gemüse und Fleisch mit wenig Wasser in einem geschlossenen Topf. Pürieren Sie danach die gekochten Zutaten und die angegebene Flüssigkeitsmenge mittels Stabmixer oder Mixaufsatz. Rühren Sie das Fett (und evtl. das Karottenpüree aus dem Gläschen) ein, bevor Sie alles auf Esstemperatur abkühlen lassen.

mittags 6-mal pro Woche Gemüse-Erdäpfel-Fleisch-Brei und einmal Gemüse-Erdäpfel-Brei

Gemüse-Hafer-Brei

Immer wieder fragen vegetarisch lebende Mütter nach einer Alternative zu fleischhaltigen Breien. Wenn das Kind noch gestillt wird und daher leicht verfügbares Eisen aus der Muttermilch erhält, kann etwa ab Mitte des 7. Lebensmonats folgender Brei als Alternative zum Gemüse-Erdäpfel-Fleisch-Brei angeboten werden.

100 g BIO-Gemüse
50 g BIO-Erdäpfel (etwa 1 Stück)
1 EL Baby-Haferflocken (Haferschleim)
2 EL Wasser (für die Getreideflocken)
1 EL Pflanzenöl, milchfreie Margarine oder Butter
3 EL Vitamin-C-haltiger Obstsaft

Garen Sie das zerkleinerte Gemüse (z. B. Karotten, später Karfiol oder Brokkoli) und die Erdäpfel mit wenig Wasser in einem geschlossenen Topf, fügen Sie Wasser für die Getreideflocken zu, und lassen Sie alles nochmals aufkochen. Geben Sie die Baby-Haferflocken zu. Instantflocken brauchen nur eingerührt zu werden. Manche Produkte müssen laut Anweisung auf der Packung noch aufgekocht werden, bevor sie gemeinsam mit dem Obstsaft püriert werden. Schließlich Fett einrühren und dann den Brei auf Esstemperatur abkühlen.

Als Alternative können später auch Baby-Hirseflocken für diesen Brei verwendet werden. V

7-mal pro Woche als vegetarischer Mittagsbrei

2. BEIKOSTMONAT

Im 8. Lebensmonat können Sie nun langsam anfangen, neue Komponenten auszuprobieren.

Statt Karotten können Sie ☞ Kürbis und ☞ Karfiol (oder ☞ Pastinake und ☞ Zucchini) verwenden, am besten aus biologischer Landwirtschaft bzw. im Winter BIO-Tiefkühlgemüse.

Als BIO-Fleisch eignet sich mageres Kalbfleisch (oder mageres Schweinefleisch) – ab dem 9. Monat im Wechsel mit einer Geflügelsorte (Putensteak oder Hühnerfilet).

Bedenken Sie bitte, dass Ihr Kind keine allzu große Vielfalt braucht. Es reichen ein oder zwei der Ihnen möglichen Varianten. Ändern Sie also nicht alles auf einmal, sondern gehen Sie langsam vor! Zwischen jeder neu eingeführten Zutat sollten mindestens 3 Tage vergehen, bei allergiegefährdeten Kindern sogar mindestens 5 Tage. Dadurch können Sie die Verträglichkeit der einzelnen Lebensmittelkomponenten beobachten. Eine Möglichkeit ist es, nach dem Beikostplan vorzugehen.

Neben Muttermilch und Säuglingsmilchnahrung kann als Getränk nun schon Wasser oder stark verdünnter Saft geboten werden. Näheres im Kapitel „Getränke" beim 5. bis 6. Beikostmonat.

Gemüse-Erdäpfel-Fleisch-Brei

100 g BIO-Gemüse
50 g BIO-Erdäpfel
25 g BIO-Fleisch
1 EL Öl, milchfreie Margarine oder Butter
3 EL Vitamin-C-haltiger Obstsaft oder Wasser

Das Gemüse und die Erdäpfel waschen, schälen und grob zerkleinern. ☞ Fleisch in kleine Würfel schneiden oder mit dem Fleischwolf zerkleinern, alles gemeinsam mit wenig Wasser in einem geschlossenen Topf garen. Obstsaft zufügen, alles mit dem Stabmixer fein pürieren, Fett einrühren und den Brei auf Esstemperatur abkühlen lassen.

mittags 6-mal pro Woche Gemüse-Erdäpfel-Fleisch-Brei und einmal Gemüse-Erdäpfel-Brei

Getreide-„Milch"-Brei

Nun wird als 2. Mahlzeit die Milchmahlzeit abends ersetzt. Viele Eltern erhoffen sich davon, die vermisste Nachtruhe wiederzufinden. Doch jedes Kind hat „seinen eigenen Kopf". Manche schlafen nach dem kalorienreicheren Abendessen besser, bei anderen Kindern hat der Abendbrei keinerlei Wirkung auf das nächtliche Schlafverhalten.
Die Wahl der Milch für die Zubereitung dieses Breies, hängt von der speziellen Situation des Kindes bzw. von der bisher gefütterten Milchnahrung ab. Hat das Kind bisher ausschließlich Muttermilch erhalten, so kann ein Getreide-Wasser-Brei (der durch wenige Löffel Gemüse- oder Obstmus, z.B. Apfel oder Birne, geschmacklich verbessert wird) gemeinsam mit Muttermilch gegeben werden.
Wichtig ist dabei, dass zu der Mahlzeit gestillt wird, damit Getreide und Muttermilch zusammen verdaut werden und die Nährstoffe einander ergänzen können. Der Getreidebrei und dazu Muttermilch ist die beste Variante des Getreide-„Milch"-Breis.
Die zweitbeste Variante der Zubereitung besteht in der Verwendung der jeweiligen Säuglingsmilchnahrung (PRE, 1er, HA). Ein großer Vorteil besteht darin, dass auch Spezialnahrungen gegeben werden können und man den Zucker vermeiden kann, der in Milchfertigbreien und in manchen 2er-Nahrungen zugesetzt ist.
2er-Nahrung wird vom Forschungsinstitut für Kinderernährung Dortmund und von der Österr. Gesellschaft für Kinderheilkunde als Säuglingsmilchnahrung im 1. Lebensjahr nicht empfohlen. Sie ist der Muttermilch nur teilweise angeglichen (☞ ETS). Außerdem darf sie, wie gesagt, Zucker enthalten.
Besser ist es daher, PRE oder 1er-Nahrung zu verwenden. Wenn ein erhöhtes Allergierisiko besteht und HA-Nahrung bzw. eine Spezialnahrung gegeben wird, so kann der Getreide-„Milch"-Brei damit zubereitet werden.
Wir empfehlen, ausschließlich Muttermilch oder die jeweilige Säuglingsmilchnahrung für den Getreide-„Milch"-Brei zu nehmen, weil vieles gegen die Verwendung von Kuhmilch (☞ ETS) spricht. Falls Sie

trotz unserer Empfehlungen ☞ Kuhmilch zur Zubereitung nehmen, soll die Milch pasteurisiert sein, einen Fettgehalt von ca. 3,5% aufweisen und möglichst aus biologischer Landwirtschaft stammen.

6-7 EL Baby-Getreideflocken laut Packungsangabe
2 EL Vitamin-C-haltiger Obstsaft oder Obstmus
200 ml Säuglingsmilchnahrung (HA, PRE oder 1er) oder Wasser, wenn dazu gestillt wird

200 ml Wasser oder das Wasser für 200 ml Säuglingsmilchnahrung aufkochen, die Getreide(vollkorn)flocken (z.B. Haferschleim, Dinkelbrei, Kindergrieß) einrühren und, wenn Sie Grieß verwenden, noch einmal aufkochen. Wenn Sie Instantflocken verwenden, genügt es, diese nur einzurühren. Wenn Sie Wasser verwendet haben, fügen Sie jetzt, wenn Sie nicht mehr dazu stillen, die notwendige Menge Säuglingsmilchpulver laut Packungsanweisung zu. Diese ist von Sorte und Hersteller abhängig. Rühren Sie den Obstsaft oder das Obstmus ein, und lassen Sie den Getreide-„Milch"-Brei anschließend auf Esstemperatur abkühlen.

V Als ☞ Getreide für Säuglinge kommen Reis-, Hafer-, Dinkel-, Mais-, Hirse- und Weizenbreie oder Kindergrieß in Frage.

i Manchen Müttern ist es lieber, zuerst den folgenden Obstbrei anzubieten und als 3. Mahlzeit den Getreide-„Milch"-Brei zu geben. Dies ist möglich, allerdings ist der Getreide-„Milch"-Brei sättigender.

abends 7-mal pro Woche

Obstbrei

Nach etwa 3-4 Wochen kann als „Neueinführung" nachmittags (oder evtl. vormittags) gekochter Apfelbrei dazukommen, der nach etwa einer Woche durch Getreide zum Getreide-Obst-Brei ergänzt wird.

100 g BIO-Äpfel (ca. 1 Stück)
3 EL Wasser

Das Wasser aufkochen, den frischen, geschälten und zerteilten Apfel dazugeben. Kochen Sie die Apfelstücke weich (Deckel nicht vergessen!), und pürieren Sie diese zu Apfelmus.

Als Obstsorte kann evtl. bei Neigung zu Verstopfung auch Birne verwendet werden. Diese wirkt verdauungsfördernd.

nachmittags 1- bis 7-mal pro Woche

Getreide-Obst-Brei

100 g Äpfel (aus dem Gläschen bzw. ca. 1 Apfel frisch)
2 EL Baby-Getreideflocken (z.B. Haferschleim)
125 ml Wasser
1 TL Öl, milchfreie Margarine oder Butter

Den frischen, geschälten und zerteilten Apfel im Wasser aufkochen und pürieren.
Die Flocken einrühren und evtl. nochmals aufkochen. Bei Instantflocken genügt es, diese nur einzurühren.
Rühren Sie danach das Pflanzenöl ein, und lassen Sie den Brei auf Esstemperatur abkühlen. Wenn Sie Apfelpüree aus dem Gläschen verwenden, soll dieses erst gemeinsam mit dem Fett zugegeben werden. Dies kühlt den Brei ungefähr auf Esstemperatur ab.

Als Getreideflocken sind Mais-, Hirse- oder Reisflocken möglich. Diese sind glutenfrei (☞ ETS). Ab dem 7. Monat können aber auch schon Hafer-, Dinkel- oder Weizenvollkornflocken bzw. Kindergrieß verwendet werden.

Lesen Sie die Zutatenliste der Produkte genau durch. Manche Flockensorten sind mit ☞ Honig, Zucker (☞ ETS) oder auch mit ☞ Nüssen bzw. Samen angereichert. Das ist für Ihr Baby alles nicht notwendig bzw. nicht geeignet. Außerdem kann Milchpulver enthalten sein, das bei kuhmilchfreier Ernährung unerwünscht ist (☞ ETS)!

nachmittags 7-mal pro Woche

Vitamin-A-C-E-Brei

Eine wohlschmeckende Variante dazu ist der A-C-E-Brei.

50 g Apfel
50 g Karotte
100 ml Wasser
2 EL Baby-Getreideflocken
2 EL Obstsaft
1 TL Öl

Die zerkleinerten Karotten in wenig Wasser vordünsten. Äpfelstücke dazugeben, fertig garen und pürieren. Rühren Sie dann Flocken, Öl und Obstsaft ein und lassen Sie den Brei auf Esstemperatur abkühlen. Je nach Konsistenz können Sie mehr oder weniger Getreideflocken verwenden.

Variante für nachmittags anstatt des Obst-Getreide-Breies

3. BIS 4. BEIKOSTMONAT

Etwa Ende des 8. Lebensmonat wächst Ihr Kind ins Alter der „Juniorkost" hinein. Sie können gekochtes Obst und Gemüse nun schon mit der Gabel fein zerdrücken, denn Breie müssen nun für die meisten Kinder nicht mehr „trinkfein" püriert werden. Ab dem 9. Monat steht auch schon fein geriebene Rohkost aus Obst bzw. Gemüse auf dem Speiseplan.

Hat Ihr Kind schon Zähne, so wird es die etwas gröberen Breie bevorzugen. Jedoch sind die Vorlieben von Kind zu Kind verschieden und manche Kinder genießen noch gerne fein pürierte Breie.

Ab Ende des 9. Monats können dann auch schon unsere nachfolgenden Babymenüs angeboten werden. Wir haben sie nach dem Beikostfahrplan zeitlich geordnet, sodass die Auswahl leichter fällt. Zum Teil sind sie auch im Beikostfahrplan zu den einzelnen Zutaten angeführt.

Frischobst-Brei

Der Frischobst-Brei ist bei Kindern sehr beliebt und wird als Vormittagsmahlzeit (bzw. als Grundlage für den Getreide-Obst-Brei) ab dem 9. Lebensmonat empfohlen.

100 g frisches Obst der Saison
1 EL Obstsaft oder Wasser

Als Obst eignen sich entweder ein kleiner, geriebener Apfel, eine halbe pürierte Banane, 6 zerdrückte Erdbeeren, ein kleiner, gehäuteter, pürierter Pfirsich, eine kleine, geriebene Birne oder 2 gehäutete, pürierte Marillen. V

Unterwegs lässt sich vor allem ☞ Banane leicht „servieren", weil Sie mit einem Löffel aus der Schale gut herauszuschaben ist. i

Achten Sie auf die Qualität der Früchte! Bevorzugen Sie saisonale Früchte aus biologischer Landwirtschaft. Zwischen Einkauf und Zubereitung sollte nur kurz und kühl gelagert werden, am besten eignet sich dazu das Gemüsefach des Kühlschranks.

Manche Vitamine, vor allem Vitamin C, werden durch den Sauerstoff aus der Luft an der Schnittfläche der Frucht zerstört. Schälen und zerkleinern Sie Obst deshalb erst nach dem Waschen, und füttern Sie möglichst unmittelbar nach dem Zubereiten. Denn je länger der Sauerstoff der Luft Zeit hat, an die geschabte bzw. pürierte Nahrung heranzukommen, desto mehr wertvolle Vitamine gehen verloren.

! ***Auf der Straße angebotene Lebensmittel sammeln auf ihrer Oberfläche Straßenstaub und somit Schadstoffe an. Kaufen Sie kein Obst oder Gemüse, das direkt an stark befahrenen Straßen angebaut oder zum Kauf angeboten wird!***

vormittags 7-mal pro Woche

Gemüse-Mittagsbrei

100 g Gemüse
50 g Erdäpfel oder 25 g Reis (roh gewogen)
30 g Fleisch
1 EL Pflanzenöl, milchfreie Margarine oder Butter
3 EL Vitamin-C-haltiger Obstsaft oder Wasser

Die Zubereitung des Gemüse-Erdäpfel-Fleisch-Breies erfolgt wie im 2. Beikostmonat. Nur die Fleischmenge hat sich erhöht, da das Kind im Mischungsverhältnis jetzt mehr Eisen und Eiweiß braucht.

Der Gemüsebrei kann nun schon aus 1-3 Gemüsesorten zusammengesetzt sein, die Sie in diesen Beikostmonaten - je nach Verfügbarkeit - aus etwa 5 der unten angeführten Sorten auswählen. Nehmen Sie für den Brei nicht ausschließlich ☞ nitratreiche Gemüsesorten, sondern mischen Sie diese mit anderem Gemüse - evtl. auch mit Obst - z.B. zu einem Kürbis-Apfel-Getreide-Brei.

Als Gemüsesorten eignen sich Karotten, Kürbis, ☞ Karfiol, ☞ Erbsen, ☞ Fenchel, ☞ Pastinaken, ☞ Spinat (oder ☞ Kohlrabi, ☞ Schwarzwurzel), ☞ Zucchini, ☞ Brokkoli, kleine Mengen Lauch bzw. Paradeiser (gehäutet und passiert), möglichst aus biologischer Landwirtschaft.

Folgende Fleischsorten, ebenfalls am besten aus BIO-Landwirtschaft, sollten abwechselnd verwendet werden: mageres Rindfleisch, mageres Kalbfleisch, Putensteak, Hühnerfilet oder mageres Schweinefleisch. Sie können allerdings auch Lammfleisch oder andere Fleischsorten verwenden.

Gelegentlich kann das Fleisch durch 10 g Haferflocken und 2 EL Wasser ersetzt werden.

Sie können ab dem 4. Beikostmonat als ☞ Gewürz etwas frische, gehackte Kräuter (z.B. Petersilie, Schnittlauch oder Basilikum) in den Brei geben und kurz mitgaren. Verwenden Sie kein ☞ Salz! V

mittags 7-mal pro Woche

Getreide-Obst-Brei

100 g Obst der Saison (oder aus dem Gläschen)
2 EL Baby-Getreideflocken
100 ml Wasser
1 TL Öl, milchfreie Margarine oder Butter

Das Wasser aufkochen, dann die Flocken einrühren und - sofern es keine Instantflocken sind - nochmals aufkochen lassen. Rühren Sie das Fett und das Obstpüree (aus Früchten der Saison bzw. aus dem Gläschen) ein, und lassen Sie den Brei auf Esstemperatur abkühlen.

Die Konsistenz des Breies ist abhängig vom verwendeten Obst. Wenn der Brei zu fest ist, können Sie noch etwas frisch abgekochtes Wasser einrühren.

Die Getreideflocken bzw. der Kindergrieß können später auch durch zwei Scheiben milchfreien Vollkornzwieback oder vier Stück milchfreie Vollkornkekse ersetzt werden. Dazu Vollkornzwieback oder Vollkornkekse in einen Tiefkühlbeutel geben, locker verschließen und leicht mit dem Nudelholz zerdrücken, bis feine Brösel entstanden sind. Diese in den Brei rühren.

Ein Rezept für Kekse finden Sie unter „Marillenaugen". Biskotten und viele andere Kinderkekse eignen sich nicht so gut, da sie sehr süß sind. Probieren Sie die Kekse selber - sie sollten maximal schwach süßlich schmecken - und vergessen Sie nicht, die Zutatenliste genau unter die Lupe zu nehmen!

nachmittags 7-mal pro Woche

5. BIS 6. BEIKOSTMONAT

Wenn Ihr Kind das 10. Lebensmonat vollendet hat, können Sie langsam anfangen, als Frühstück einen Getreide-„Milch"-Brei und dazu Tee oder einen Getreide-Wasser-Obstbrei und dazu Muttermilch anzubieten. Innerhalb der kommenden Monate kann schon zu einem „richtigen" Frühstück übergegangen werden.

Frühstück

1/2 Scheibe (Vollkorn)brot
Butter oder milchfreie Margarine
150-200 ml Milchnahrung als Getränk

Zumindest die Hälfte der täglichen Brotmenge sollte feines Vollkornbrot sein, um die Verdauung zu unterstützen. Die restliche Brotmenge kann aus herkömmlichem Mehl bestehen.

Achten Sie aber darauf, dass sich auf dem Brot keine groben Körner oder Nüsse befinden, an denen sich Ihr Kind verschlucken könnte. !

Bieten Sie die Säuglingsmilchnahrung (HA, PRE oder 1er) nun in einer Tasse, einer Lerntasse oder in der vertrauten Flasche, die manchen Kindern noch angenehmer ist, an,- oder stillen Sie weiterhin.

Ab dem vollendeten 1. Lebensjahr kann das Kleinkind als Frühstücksgetränk statt Säuglingsmilchnahrung nach und nach pasteurisierte Vollmilch (3,6 % Fett) erhalten. Für etwa eine Woche kann dabei zum Übergang erwärmte Zwei-Drittel-Milch (2/3 Milch und 1/3 Wasser) gegeben werden, um an den neuen Geschmack zu gewöhnen. Bieten Sie Milch nicht direkt aus dem Kühlschrank, sondern immer zumindest leicht erwärmt an!

Zwischenmahlzeit am Vormittag oder Nachmittag

Als Zwischenmahlzeit kann entweder noch der Obstbrei (evtl. mit Getreideflocken) oder eine der folgenden Variationen angeboten werden:

1/2 Semmel (oder feines Vollkornbrot)
Butter oder milchfreie Margarine
1/2 Apfel
und 1 Getränk (☞ folgendes Kapitel)

oder

2-3 Stück milchfreie Vollkornkekse
und 1 Getränk

oder

100 g Obst der Saison
1 Scheibe Vollkornknäckebrot
Butter oder milchfreie Margarine
und 1 Getränk

oder

1/2 Scheibe (Vollkorn)brot
Butter oder milchfreie Margarine
1 fein geriebene Karotte
1/2 fein geriebener Apfel
und 1 Getränk

oder

20 g Vollkornreis (roh gewogen) mit
4 EL Wasser gekocht
50 g fein geschnittenes Obst der Saison zugefügt
und 1 Getränk

Getränke

Als Getränke können Sie ein Glas babytaugliches Leitungswasser (☞ ETS), stilles oder abgekochtes Mineralwasser (geeignete Sorten ☞ Wasser) bzw. eine Tasse ungesüßten Kräuter- oder Früchtetee anbieten. Evtl. kann dem Wasser bzw. dem Tee durch etwas Obst- bzw. Gemüsesaft für Babys Geschmack und Farbe verliehen werden, damit die Getränke besser angenommen werden.

Ab dem 9. Lebensmonat können auch frisch zubereitete Gemüse- oder Obstsäfte als Bestandteil verwendet werden. Mit dem Pürierstab oder Mixaufsatz lassen sich z.B. BIO-Apfelstückchen und Tee zu einem Fruchtdrink verarbeiten.

Da Obstsaft relativ viel natürlichen Zucker enthält und ein Glas davon etwa einer Portion Obstbrei entspricht, sollte die Verdünnung zumindest 1:1 betragen. Noch besser ist es, Sie gewöhnen Ihr Kind an Durstlöscher mit etwa 1 Zehntel Obstsaft.

Morgentee

Tee für Babys soll sehr mild und nur aus wenigen Bestandteilen zusammengesetzt sein. Erfrischend ist folgender Tee, der gut mit Apfelsaft kombiniert werden kann:

3 Teile milde Apfelminze
3 Teile Ringelblume
2 Teile Zitronenmelisse

10 g davon mit 250 ml kochendem Wasser übergießen und 5 Minuten ziehen lassen. Durch ein Sieb gießen und auf Trinktemperatur abkühlen. Im Trinkbecher, in einer unzerbrechlichen Tasse oder in der Flasche anbieten! Trinken Sie als stillende Mutter nicht die Reste, da Minze- und Salbeitees die Milchbildung eher verringern.

Tagestee

Als Tagestee eignet sich folgende Früchtemischung, die mit Orangensaft oder Apfelsaft serviert werden kann.

Durch Mischen kühlt der Tee rascher ab.

20 Teile getrocknete BIO-Apfelstückchen (mit Schale)
20 Teile Hagebutte
1 Teil Hibiskusblüten

Die Zubereitung erfolgt wie beim Morgentee.

Abendtee

Zur Beruhigung oder als Abendtee kann folgende Mischung verwendet werden, die sich mit Birnensaft oder Traubensaft süßen lässt:

20 Teile zerkleinerter Fenchelsamen
10 Teile Zitronenmelisse
1 Teil Kamille (ganz)

Da Kamille den Tee rasch bitter macht, soll man diesen Tee maximal 5 Minuten ziehen lassen.

V Statt Kamillenblüten können Sie auch Ringelblumenblüten nehmen. Diese geben einen milderen Geschmack.

Es ist geplant, dass diese Tees von LittlePharm in biologischer Qualität in der gut sortierten Apotheke im Babyregal angeboten werden. Fragen Sie nach.

Mittagessen

Sie können nun weiterhin einen Gemüsebrei füttern oder langsam zur Familienkost übergehen. Das Essen wird dabei zwar immer noch grob zerkleinert, kann aber in einzelnen Gruppen (Beilagen) zubereitet und serviert werden.

Wählen Sie anfangs diejenigen Lebensmittel, die Ihr Kind bereits aus der Beikost kennt, und erweitern Sie den Speiseplan schrittweise! Hier das Standardrezept, das Sie auch in unseren Babymenüs in abgewandelter Form wiederfinden.

100 g Gemüse
60 g Erdäpfel (od. 30 g Reis bzw. eifreie Nudeln, roh gewogen)
30 g Fleisch
1 EL Öl, Butter oder milchfreie Margarine
4 EL Vitamin-C-haltiger Obstsaft oder Wasser

Das gedämpfte, mit Gabel oder Pürierstab zerkleinerte Gemüse wird mit Öl oder Butter vermengt. Dazu servieren Sie Erdäpfel, Nudeln oder einen Getreidebrei.

Trinkt Ihr Kind nur Wasser, so sollten Sie für den Gemüsebrei Obstsaft verwenden. Wenn Ihr Kind verdünnten Obstsaft liebt, können Sie bei der Breizubereitung Wasser nehmen.

Gekochtes Fleisch können Sie in kleine Würfel schneiden, mit wenig Wasser oder Obstsaft pürieren oder mit dem Fleischwolf zerkleinern. Speziell für das Kind vorbereiteter Fleischbrei lässt sich auch portioniert tieffrieren und unter das aktuelle Angebot an Gemüse und Beilagen vom Familientisch mischen.

Weder Gemüse noch Beilagen sollen gesalzen oder scharf gewürzt sein. Würzen Sie nach Ihren Vorlieben erst, nachdem Sie den Teil für Ihr Kind entnommen haben.

Geben Sie dem Fleisch oder Gemüse nach dem Erhitzen evtl. frische, gehackte Kräuter (Petersilie, Dill, Schnittlauch oder Basilikum) zu.

Als (BIO-)Gemüse lassen sich nun schon ☞ Kürbis, Kohlrabi, ☞ Karfiol, ☞ Brokkoli, ☞ Erbsen, ☞ Paradeiser (gehäutet und passiert), ☞ Fenchel bzw. ☞ Pastinaken verwenden.

Abwechselnd sollte mageres Rindfleisch, mageres Kalbfleisch, Putensteak, Hühnerfilet und mageres Schweinefleisch verwendet werden. Das (BIO-)Fleisch kann gelegentlich durch 15 g Vollkornflocken und 30 ml Wasser ersetzt werden.

Abendessen

Aus dem Getreide-„Milch"-Brei wird nun langsam ein Abendessen am Familientisch.

1/2 Scheibe Vollkornbrot oder 1/2 Semmel
Butter oder milchfreie Margarine
50 g Obst oder Gemüse der Saison, roh bzw. gekocht
150-200 ml Milchnahrung als Getränk

Von den meisten Kindern wird Obst oder Gemüse (z.B. Karotten, Paradeiser, Gurken) abends roh problemlos vertragen. Sollte dies die Verdauung Ihres Kindes jedoch belasten, können Sie das Obst oder Gemüse auch gekocht servieren.

Nach dem 1. Lebensjahr wird die Abendflasche evtl. schon durch ein anderes Getränk ersetzt. So kann zur Mahlzeit ein Glas verdünnter Obstsaft angeboten werden. In diesem Fall wird die Milchportion, deren Calciumgehalt einen wichtigen Beitrag zum Knochenwachstum des Kindes liefert, in Form von Milchspeisen (Käse- oder Topfenbrot) in den Speiseplan eingebaut. Hier gilt als Faustregel: 100 ml Milch können durch 30 g Weichkäse oder 15 g Schnittkäse ersetzt werden. Köstliche Ideen dazu finden Sie in unserem Rezeptbuch „Pfiffige Rezepte für kleine und große Leute" (☞ Adressverzeichnis).

Noch ein Hinweis: In manchen Familien wird nur abends warm gekocht. In diesem Fall können Mittags- und Abendmahlzeit getauscht werden, sodass mittags der Getreide-„Milch"-Brei angeboten wird und abends Gemüse, Beilage und Fleisch die Mahlzeit bilden.

BABYMENÜS - MITTAGESSEN

Kürbisgemüse aus dem Wok

Menge für 1 Portion
ab 9.Monat, Ende 4. Woche
allergiegefährdet: ab 11. Monat, 1. Woche

2 EL (Vollkorn)reis
6 EL Wasser
30 g Putenbrustfilet
100 g Kürbisfleisch
1 EL Rapsöl
2 EL Wasser
4 EL Apfelsaft
evtl. etwas Salz

Dünsten Sie den Reis mit dem Wasser gar. Dazu lassen Sie den Reis einmal aufkochen, rühren um und lassen ihn dann auf kleiner Stufe, mit geschlossenem Deckel, dünsten. Schneiden Sie in der Zwischenzeit das Putenfleisch in feine Streifen und raspeln Sie den Kürbis.

Erhitzen Sie in einer Pfanne oder einem Wok das Rapsöl ein wenig und geben Sie das Fleisch und den Kürbis sowie das Wasser dazu. Unter stetigem Rühren (Pfannenrühren) garen Sie die Fleisch-Gemüse-Mischung (nicht rösten). Danach heben Sie den Reis und den Apfelsaft unter. Für Kinder, die älter als 1 Jahr sind, können Sie sparsam salzen.

Für größere Kinder und Erwachsene können Sie vor dem Servieren noch ein wenig Sojasauce, etwas frischen, geschälten und fein geriebenen Ingwer, gehackte Korianderblätter und evtl. eine klein geschnittene Frühlingszwiebel unter das Wokgemüse geben.

Ragout mit Gemüse (Standardrezept)

Menge für 1 Portion
ab 10. Monat, 1. Woche
allergiegefährdet: ab 10. Monat, 1. Woche

60 g Erdäpfel (1 mittelgroßer Erdapfel)
30 g Putenbrustfleisch
1 EL Rapsöl
2 EL Wasser
100 g Gemüse, geraspelt oder kleine Röschen
evtl. etwas Salz
4 EL Apfelsaft

evtl. 1 TL Getreideflocken zum Binden

Waschen Sie den Erdapfel gut und garen Sie ihn mit der Schale. Schneiden Sie in der Zwischenzeit das Putenbrustfleisch in kleine Stücke. Erhitzen Sie das Rapsöl vorsichtig in einem Topf und braten Sie das Fleisch darin an, bis es durchgehend weiß ist (nicht rösten). Fügen Sie das Wasser und das zerkleinerte Gemüse (Karotten, Kürbis, Karfiol oder anderes - je nachdem, was Ihr Baby schon bekommt) dazu, und dünsten Sie es zugedeckt ca. 15 Minuten (je nach Gemüseart). Geben Sie den Apfelsaft zur Fleisch-Gemüse-Mischung und rühren Sie evtl. etwas Getreideflocken (z.B. Haferflocken) darunter, falls Sie die Sauce etwas sämiger wünschen. Für Kinder, die älter als 1 Jahr sind, können Sie sparsam salzen.

Schälen Sie den gegarten Erdapfel und pressen Sie ihn durch eine Erdäpfelpresse. Serviere Sie beides gemeinsam.

Für größere Kinder und Erwachsene können Sie als Gewürze fein gehackte Kräuter der Saison verwenden. Auch etwas Zitronensaft statt des Apfelsaftes gibt dem Ragout eine spritzigere Note. Zum Binden verwenden Sie entweder ebenfalls die Getreideflocken oder ein wenig Mehl mit Wasser angerührt. Zum Schluss können Sie noch 1 EL Sauerrahm unterrühren.

Statt der Erdäpfel können Sie ohne Weiteres auch Reis, Nudeln, Couscous oder Polentaschnitten (☞ „Pfiffige Rezepte für kleine und große Leute“) zum Ragout servieren.

Kürbisrisotto

Menge für 1 Portion
ab 10. Monat, 1. Woche
allergiegefährdet: ab 10. Monat, 1. Woche
fleischlos

2 EL Risottoreis oder (Vollkorn)rundkornreis
1 EL Rapsöl
100 ml Wasser
100 g Kürbisfleisch (Butternuss, Hokkaido)
1 EL Haferflocken
4 EL Apfelsaft
evtl. etwas Salz

Erhitzen Sie das Rapsöl vorsichtig und rühren Sie den Reis dazu. Gießen Sie mit ca. 1/3 Wasser auf und fügen Sie das in Würfel geschnittene Kürbisfleisch und die Haferflocken dazu. Ein Risotto wird immer in einem Topf ohne Deckel auf kleiner Flamme gekocht, indem öfters das restliche Wasser nachgegossen und immer wieder umgerührt wird, bis das Wasser vom Reis aufgenommen wurde. Dadurch bekommt das Risotto seine cremige Konsistenz. Zum Schluss fügen Sie noch den Apfelsaft dazu. Für Kinder, die älter als 1 Jahr sind, können Sie sparsam salzen.

Für größere Kinder und Erwachsene können Sie evtl. zusätzlich ein wenig Zwiebel anrösten, mit etwas Zitronensaft ablöschen und dazugeben. Zum Schluss können Sie noch 1 TL Sauerrahm unterheben und das Risotto mit Parmesan oder Pecorino bestreut servieren.

Risotto kann wunderbar mit allen Gemüsesorten, die Ihr Baby schon bekommen hat, zubereitet werden (z.B. Erbsen). Für ältere Babys und Erwachsene kann man auch Champignons oder Spargel verwenden.

Die Haferflocken erhöhen den Eisengehalt dieser vegetarischen Speise, da sie relativ eisenreich sind. Sie können auch Hirseflocken stattdessen verwenden.

Karfiol mit Bröseln

Menge für 1 Portion
ab 10. Monat, 1. Woche
allergiegefährdet: ab 11. Monat, 2. Woche
fleischlos

100 g Karfiolröschen, geputzt
60 g Erdäpfel
4 EL Apfelsaft
2 EL (Vollkorn)semmelbrösel (ohne Milch)
1 EL Rapsöl
evtl. etwas Salz

Garen Sie die Karfiolröschen in wenig Wasser. Waschen und garen Sie den Erdapfel mit der Schale, schälen Sie ihn, pressen Sie ihn durch eine Erdäpfelpresse und vermengen Sie ihn mit dem Apfelsaft und evtl. mit etwas Salz (für Kinder nach dem 1. Lebensjahr). Erhitzen Sie das Rapsöl und lassen Sie die Semmelbrösel darin ganz leicht braun werden (nicht rösten). Geben Sie dann die Karfiolröschen auf ein Bett aus Erdäpfelmasse und darüber die Semmelbrösel.

Für größere Kinder und Erwachsene können Sie den Bröseln noch hart gekochte, in kleine Würfel geschnittene Eier unterheben.

Natürlich können Sie statt der Karfiolröschen auch Brokkoliröschen verwenden, sobald Ihr Kind diese schon bekommen hat. Brokkoli hat doppelt so viel Calciumgehalt und enthält um 50% mehr Eisen als Karfiol.

Sie können Vollkornsemmeln, die Sie dann zu Semmelbrösel reiben können, auch selber machen. Den Teig und die Backangaben dazu finden Sie beim Rezept „Vollkoernweckerln oder -brote".

Falscher Tafelspitz

Menge für 1 Portion
ab 10. Monat, 3. Woche
allergiegefährdet: ab 11. Monat, 4. Woche

60 g Erdäpfel (ca. 1 mittelgroßer Erdapfel)
30 g Rinderfilet
1 EL Rapsöl
1/2 Gläschen Spinat, fein (à 190 g)
4 EL Apfelsaft

Waschen Sie den Erdapfel gut und garen Sie ihn mit der Schale. Entfernen Sie die Schale und pressen Sie ihn durch eine Erdäpfelpresse.

Braten Sie währenddessen das in kleine Würfel geschnittene (oder faschierte) Rinderfilet in dem Rapsöl bei nicht allzu starker Hitze (nicht rösten). Erwärmen Sie das halbe Spinatgläschen und servieren Sie alle 3 Zutaten auf einem Teller.

Bieten Sie den Apfelsaft verdünnt mit Wasser als Vitamin-C-reiches Getränk zu der Mahlzeit an.

Polpetti mit Erdäpfelpüree und gedünsteten Karotten

Menge für 1 Portion
ab 10. Monat, 4. Woche
allergiegefährdet: ab 11. Monat, 5. Woche

40 g Rinderfaschiertes
1 TL Petersilie, gehackt
evtl. etwas Salz
wenig Wasser zum Dünsten
60 g Erdäpfel (ca. 1 mittelgroßer Erdapfel)
1/8 l Wasser
evtl. etwas Salz

1 EL Rapsöl
4 EL Apfelsaft
100 g Karotten (ca. 1 mittelgroße Karotte)

Vermengen Sie das Faschierte mit der Petersilie und etwas Salz (für Kinder nach dem 1. Lebensjahr) und formen Sie aus der Menge 3 Knödel (fest drücken). Dünsten Sie die Knödelchen in wenig Wasser in einem Topf mit geschlossenem Deckel 10 Minuten lang. Prüfen Sie vor dem Servieren, ob die Knödelchen auch sicher gar sind.

Waschen Sie den Erdapfel gut und garen Sie ihn mit der Schale. Entfernen Sie die Schale und pressen Sie ihn durch eine Erdäpfelpresse. Vermengen Sie die Erdäpfelmasse anschließend mit dem Rapsöl, dem Apfelsaft und etwas Salz (für Kinder nach dem 1. Lebensjahr). Putzen und schälen Sie die Karotte und schneiden Sie sie in feine Stifte. Geben Sie diese in einen kleinen Topf mit wenig Wasser und dünsten Sie sie bissfest.

Richten Sie vor dem Servieren alle 3 Zutaten auf einem Teller an.

V Statt der Karotten können Sie je nach Jahreszeit auch Zucchini oder Brokkoliröschen verwenden, falls Ihr Kind diese schon bekommen hat.

Lauchstrudel-Päckchen

Menge für 1 Portion
ab 10. Monat, 4. Woche
allergiegefährdet: ab 11. Monat, 5. Woche

100 g Lauch
30 g Hühnerbrust, sehr klein geschnitten
1 EL Wasser
2 EL Vollkornreis, gekocht
evtl. etwas Salz
1 Strudelblatt
2 TL Rapsöl
4 EL Apfelsaft

Waschen und putzen Sie den Lauch. Schneiden Sie ihn in feine Streifen und dünsten Sie ihn unter Rühren mit dem Hühnerfleisch und dem Wasser in einer Pfanne, bis das Fleisch weiß und gar ist (nicht rösten). Fügen Sie nun den gekochten Reis und das Salz (für Kinder nach dem 1. Lebensjahr) zu. Legen Sie das Strudelblatt auf und bestreichen Sie es mit 1 TL Rapsöl, füllen Sie nun die Masse in die Mitte und schlagen Sie den Strudelteig zu einem festen Päckchen ein. Bestreichen Sie es mit dem 2. TL Rapsöl und backen Sie das Päckche im nicht vorgeheizten Rohr bei 180 °C 25 Minuten lang.

Servieren Sie den Apfelsaft verdünnt mit Wasser als Vitamin-C-reiches Getränk zu dieser Mahlzeit.

Für größere Kinder und Erwachsene können Sie mit verschiedenen Kräutern der Saison und Salz würzen und das Lauchstrudel-Päckchen mit einer Joghurtsauce (☞ „Pfiffige Rezepte für kleine und große Leute") servieren.

Statt des Lauches können Sie auch Karotten oder geraspelte Zucchini verwenden, falls Ihr Kind diese schon bekommen hat.

Natürlich können Sie die Füllung auch ohne Strudel als „Reispfanne" servieren. Nehmen Sie dann 4 EL gekochten Vollkornreis.

Nudeleintopf mit Pute und Erbsen

Menge für 1 Portion
ab 10. Monat, 4. Woche
allergiegefährdet: ab 11. Monat, 5. Woche

30 g Putenbrustfleisch
100 ml Wasser
4 Blätter glatte Petersilie
evtl. 1/2 Lorbeerblatt
100 g Erbsen (tiefgekühlt)
2 EL (Vollkorn)suppennudeln
1 EL Rapsöl
4 EL Apfelsaft
evtl. etwas Salz

Kochen Sie das in kleine Stücke geschnittene Putenfleisch mit dem Wasser, den gewaschenen und zerkleinerten Petersilienblättern und dem halben Lorbeerblatt 30 Minuten. Entfernen Sie dabei evtl. auftretenden Schaum immer wieder mit einem Löffel.

Fügen Sie dann die Erbsen zu und lassen Sie alles 10 Minuten köcheln. Geben Sie hernach die Suppennudeln hinein und lassen Sie alles zusammen nochmals 5 Minuten köcheln. Geben Sie das Rapsöl und den Apfelsaft in die Suppe, fügen Sie evtl. für Kinder über 1 Jahr etwas Salz zu. Entfernen Sie das Lorbeerblatt vor dem Servieren.

Spaghetti mit Tomatensauce

Menge für 1 Portion
ab 11. Monat, 1. Woche
allergiegefährdet: ab 12. Monat, 1. Woche

25 g (Vollkorn)spaghetti ohne Ei (roh gewogen)
1 Paradeiser
1 kleine Karotte
1 EL Wasser
1 EL Rapsöl
30 g Rinderfaschiertes
evtl. etwas Salz
4 EL Apfelsaft

Kochen Sie die Spaghetti in viel Wasser gar. Waschen Sie den Paradeiser, entfernen Sie den Strunk und würfeln Sie den Paradeiser klein. Putzen und schälen Sie die Karotte und schneiden Sie sie in dünne Scheiben. Dünsten Sie beides mit 1 EL Wasser gar und pürieren Sie das Gemüse mit dem Pürierstab. Erhitzen Sie das Rapsöl und garen Sie unter Rühren das Faschierte bis es grau ist (nicht rösten). Geben Sie etwas Salz dazu (für Kinder nach dem 1. Lebensjahr) und vermengen Sie es mit dem Gemüse und dem Apfelsaft. Geben Sie dann die Sauce über die Spaghetti.

Für größere Kinder und Erwachsene würzen Sie noch mit etwas Oregano nach und lassen Sie den Apfelsaft evtl. weg.

Für Spaghetti Napoli verwenden Sie 3 EL Wasser und rühren 1 EL Haferflocken (dieselben, die Sie nachmittags oder abends verwenden) in die Sauce, dafür lassen Sie das Rindfleisch weg.

Erdäpfeltopf mit Kalbfleisch und Zucchini

Menge für 1 Portion
ab 11. Monat, 3. Woche
allergiegefährdet: ab 12. Monat, 3. Woche

30 g Kalbsschulter, faschiert
1 EL Rapsöl
60 g Erdäpfel (1 mittelgroßer Erdapfel)
100 ml Wasser
4 Blätter glatte Petersilie
evtl. 1/2 Lorbeerblatt
100 g Zucchini
4 EL Apfelsaft
evtl. etwas Salz
1 TL Petersilie, gehackt, zum Bestreuen

Erhitzen Sie das Rapsöl, geben Sie das Faschierte dazu und lassen Sie es grau werden (nicht rösten). Waschen und schälen Sie den Erdapfel, schneiden Sie ihn in kleine Würfel. Kochen Sie die Erdapfelwürfel mit dem Kalbfleisch, dem Wasser, den gewaschenen und geschnittenen Petersilienblättern und dem halben Lorbeerblatt 15 Minuten. Entfernen Sie dabei evtl. auftretenden Schaum immer wieder mit dem Löffel.

In der Zwischenzeit putzen Sie die Zucchini und raspeln sie grob. Geben Sie sie dann zur Suppe dazu und garen Sie alles nochmals 5 Minuten. Fügen Sie nun den Apfelsaft und – für Kinder ab 1 Jahr - evtl.

das Salz dazu. Bestreuen Sie den Erdäpfeltopf vor dem Servieren evtl. noch mit etwas Petersilie.

V Statt der Zucchini können Sie natürlich auch grob geraspelten Kürbis verwenden, falls Ihr Baby diesen schon bekommen hat.

Als Einlage können Sie statt der Erdäpfel auch Rollgerste, Reis, Nudeln oder Polentaschnitten (☞ „Pfiffige Rezepte für kleine und große Leute") verwenden.

Gefüllte Zucchini mit Erdäpfelpüree

Menge für 1 Portion
ab 11. Monat, 4. Woche
allergiegefährdet: ab 12. Monat, 4. Woche

1/2 Zucchini (ca. 100 g)
60 g Erdäpfel (ca. 1 mittelgroßer Erdapfel)
1 EL Rapsöl
4 EL Apfelsaft
evtl. etwas Salz
30 g Schinken, gekocht

Waschen Sie die Zucchini und höhlen Sie sie durch Entfernen der Kerne aus. Auch den Erdapfel waschen Sie gut. Garen Sie ihn mit der Schale, schälen Sie ihn und pressen Sie ihn durch eine Erdäpfelpresse. Vermengen Sie die Erdäpfelmasse anschließend mit dem Rapsöl, dem Apfelsaft und etwas Salz (für Kinder nach dem 1. Lebensjahr).

Schneiden Sie den Schinken in sehr feine Würfel und mengen Sie ihn unter das Püree. Füllen Sie alles entweder mit einem Esslöffel oder mit einem Dressiersack in die Zucchini. Geben Sie etwas Wasser in eine Auflaufform und backen Sie die Zucchini im nicht vorgeheizten Rohr bei 180 °C 30 Minuten lang.

Für größere Kinder und Erwachsene können Sie noch etwas geriebenen Käse unter das Kartoffelpüree geben.

Eine raschere Methode ist es, die halbierte und ausgehöhlte Zucchini in einem Topf zugedeckt mit wenig Wasser bissfest zu dünsten, während Sie das Erdäpfelpüree zubereiten, und erst dann das Erdäpfelpüree einzufüllen. So können Sie das Ganze sofort servieren.

Erdäpfel mit Karfiol-Schinkensauce

Menge für 1 Portion
ab 11. Monat, 4. Woche
allergiegefährdet: ab 12. Monat, 4. Woche

60 g Erdäpfel
30 g Schinken, gekocht
100 g Karfiol
4 EL Wasser
evtl. etwas Salz
4 EL Apfelsaft
1 EL Rapsöl

Waschen Sie den Erdapfel gut und garen Sie ihn mit der Schale. Schneiden Sie den Schinken in sehr feine Würfel. Putzen Sie den Karfiol und zerteilen Sie ihn. Dünsten Sie ihn in den 4 EL Wasser mit etwas Salz (für Kinder nach dem 1. Lebensjahr) und pürieren Sie ihn mit dem Apfelsaft und dem Rapsöl, sodass eine sämige Sauce entsteht. Fügen Sie den Schinken hinzu.

Schälen Sie den gegarten Erdapfel und pressen Sie ihn durch eine Erdäpfelpresse. Servieren Sie beides gemeinsam.

Für größere Kinder und Erwachsene können Sie die Erdäpfel ganz lassen und zum Würzen der Sauce die verschiedensten Kräuter der Saison verwenden, auch Muskat passt als Gewürz. 1 EL Schlagobers oder etwas Panna Cotta rundet die Sauce gut ab.

Natürlich können Sie statt der Erdäpfel auch Reis oder Nudeln verwenden. Außerdem können Sie statt der Karfiolröschen auch Kohlrabi nehmen, sobald Ihr Kind diesen schon bekommen hat.

Schinkenfleckerln mit Erbsen

Menge für 1 Portion
ab 11. Monat, 4. Woche
allergiegefährdet: ab 12. Monat, 4. Woche

2 EL (Vollkorn)fleckerlnudeln ohne Ei
100 g Erbsen, tiefgekühlt
30 g Schinken, gekocht
1 EL Rapsöl
4 EL Apfelsaft

Kochen Sie die Nudeln in viel Wasser gar. Dünsten Sie die Erbsen in wenig Wasser bissfest, schneiden Sie den Schinken in sehr feine Würfel. Vermengen Sie vor dem Servieren alles mit dem Rapsöl. Servieren Sie den Apfelsaft verdünnt mit Wasser als Vitamin-C-reiches Getränk zu der Mahlzeit.

Für größere Kinder und Erwachsene geben Sie statt des Rapsöls eine Mischung aus Ei und Sauerrahm unter die Fleckerln. Würzen Sie diese mit Salz und Pfeffer und überbacken Sie alles 20-30 Minuten im Rohr bei 200 °C.

Couscous mit Karotten und Putenschinken

Menge für 1 Portion
ab 11. Monat, 4. Woche
allergiegefährdet: ab 12. Monat, 4. Woche

100 g Karotten (ca. 1 mittelgroße Karotte)
2 EL Wasser
6 EL Couscous
7 EL Wasser
evtl. etwas Salz
30 g Putenschinken
4 EL Apfelsaft
1 EL Rapsöl

Putzen Sie die Karotten und schneiden Sie sie in feine Streifen. Dünsten Sie die Karotten zugedeckt in 2 EL Wasser bissfest. Kochen Sie das Wasser für den Couscous auf, nehmen Sie es vom Herd, rühren Sie den Couscous unter und lassen Sie ihn 5 Minuten ohne Hitzezufuhr quellen. In der Zwischenzeit schneiden Sie den Putenschinken in sehr feine Würfel, vermengen Sie dann Schinken, Karotten, Apfelsaft und Rapsöl mit dem Couscous. Für Kinder, die älter als 1 Jahr sind, können Sie das Gericht sparsam salzen.

Für größere Kinder und Erwachsene können Sie noch geriebenen Käse und gehackte Petersilie darüber streuen.

Statt der Karotten können Sie auch geraspelten Kohlrabi - falls Ihr Kind diesen schon bekommen hat - oder andere Gemüse verwenden.

Couscous ist ein spezieller Weizengrieß, der vor allem in Tunesien und Marokko gerne als Beilage zu Gemüse und Fleischgerichten gegessen wird. Er ist praktisch wegen der kurzen Zubereitungszeit.

Rollgerstentopf mit Rindfleisch und Lauch

Menge für 1 Portion
ab 12. Monat, 1. Woche
allergiegefährdet: ab 12. Monat, 5. Woche

30 g Rindslungenbraten
100 ml Wasser
4 Blätter glatte Petersilie
evtl. 1/2 Lorbeerblatt
2 EL Rollgerste
50 g Karotte (ca.1/2 mittelgroße Karotte)
50 g Lauch, geputzt
1 EL Rapsöl
4 EL Apfelsaft
evtl. etwas Salz

Kochen Sie den in kleine Stücke geschnittenen Rindslungenbraten mit dem Wasser, den gewaschenen und zerkleinerten Petersilienblättern, dem halben Lorbeerblatt und der Gerste 20 Minuten. Entfernen Sie dabei evtl. auftretenden Schaum immer wieder mit dem Löffel.

In der Zwischenzeit putzen Sie die Karotte und raspeln Sie sie grob. Schneiden Sie den Lauch in feine Ringe. Geben Sie dann beides zur Suppe und garen Sie alles nochmals 10 Minuten. Fügen Sie das Rapsöl und den Apfelsaft und - für Kinder ab 1 Jahr - evtl. etwas Salz zu.

V Sie können diesen Eintopf auch mit Rundkornreis zubereiten.

Ritschertvariante

Menge für 1 Portion
ab 12. Monat, 2. Woche
allergiegefährdet: ab 13. Monat, 1. Woche

30 g Schinken, gekocht
100 ml Wasser
4 Blätter glatte Petersilie
evtl. 1/2 Lorbeerblatt
2 EL Rollgerste
50 g Karotte (ca.1/2 mittelgroße Karotte)
50 g Sellerie
1 EL Rapsöl
4 EL Apfelsaft
evtl. etwas Salz

Kochen Sie die Gerste im Wasser mit den gewaschenen und zerkleinerten Petersilienblättern und dem halben Lorbeerblatt 20 Minuten. Entfernen Sie dabei evtl. auftretenden Schaum immer wieder mit dem Löffel.

In der Zwischenzeit waschen und schälen Sie die Karotte und die Sellerie und raspeln Sie sie grob. Geben Sie dann beides zur Suppe und garen Sie alles nochmals 10 Minuten. Fügen Sie das Rapsöl, den

Apfelsaft, den klein geschnittenen Schinken und - für Kinder ab 1 Jahr evtl. etwas Salz zu.

Ritschert ist ein traditionelles Gericht aus Kärnten und der Steiermark. Er wird normalerweise mit Geselchtem zubereitet. Sie können also für Erwachsene und ältere Kinder auch Geselchtes statt des Schinkens verwenden. Evtl. können Sie auch gekochte Bohnen (oder Erbsen), Lauch, Zwiebel oder Knoblauch hinzufügen und mit Essig, Thymian, Salz und Pfeffer würzen.

Hirsetopf mit Fenchel

Menge für 1 Portion
ab 12. Monat, 3. Woche
allergiegefährdet: ab 13. Monat, 2. Woche
fleischlos

2 EL Hirse
1/2 Karotte
50 g Fenchel
100 ml Wasser
1 EL Rapsöl
4 Blätter glatte Petersilie
4 EL Apfelsaft
evtl. etwas Salz

Waschen Sie die Hirse 6- bis 7-mal heiß, putzen Sie die Karotte und schneiden Sie sie in feine Scheiben. Schneiden Sie den gewaschenen und geputzten Fenchel in feine Streifen. Kochen Sie das Wasser auf, geben Sie die Hirse sowie das Gemüse und das Rapsöl hinein. Zupfen Sie die gewaschenen Petersilienblätter vom Stiel, schneiden Sie sie klein und geben Sie sie dazu. Garen Sie den Eintopf auf kleiner Flamme 20 Minuten lang, fügen Sie dann den Apfelsaft und - für Kinder nach dem 1. Lebensjahr - evtl. etwas Salz hinzu.

Statt der Hirse können Sie natürlich auch (Vollkorn)nudeln ohne Ei oder (Vollkorn)reis verwenden. Diese enthalten jedoch weniger Eisen als Hirse.

Rosmarinhendlhaxerln mit Reis und Brokkoli

Menge für 1 Portion
ab 12. Monat, 4. Woche
allergiegefährdet: ab 13. Monat, 3. Woche

1 kleines Hendlhaxerl
etwas Rosmarin, frisch gehackt
Rapsöl zum Einreiben
evtl. etwas Salz
2 EL Vollkornreis
6 EL Wasser
100 g Brokkoliröschen
1 EL Rapsöl
4 EL Apfelsaft

Reiben Sie das Hendlhaxerl mit etwas Rapsöl und dem Rosmarin ein, salzen Sie es für Kinder nach dem 1. Lebensjahr sparsam. Legen Sie es auf ein Backblech oder in eine Auflaufform. Garen Sie das Hendlhaxerl im nicht vorgeheizten Rohr bei 200 °C. Das dauert je nach Dicke ca. 40 Minuten. Schneiden Sie es vor dem Servieren auf jeden Fall an und vergewissern Sie sich, dass es innen komplett durch ist.

Dünsten Sie in der Zwischenzeit den Reis mit den Brokkoliröschen gemeinsam im Wasser gar. Legen Sie dazu den Brokkoli nach dem Aufkochen des Reises einfach oben auf und lassen Sie beides gemeinsam auf kleiner Stufe zugedeckt dünsten.

Vor dem Servieren ziehen Sie die Haut des Hendhaxerls ab. Lösen Sie das Fleisch in mundgerechten Stücken ab. Mengen Sie das Rapsöl und den Apfelsaft unter den Reis und die Brokkoliröschen.

BABYMENÜS - JAUSE

Reismilchreis mit Apfel

Menge für 1 Portion
ab 10. Monat, 1. Woche
allergiegefährdet: ab 10. Monat, 1. Woche

1 Apfel
2 EL (Vollkorn)rundreis
1/8 l Reismilch

Waschen Sie den Apfel und entfernen Sie das Kerngehäuse. Schälen Sie evtl. den Apfel, falls die Schale für Ihr Baby zu hart zu beißen ist. Schneiden Sie den Apfel in feine Spalten. Geben Sie den Rundkornreis mit der Milch in einen Topf, fügen Sie die Äpfel zu. Den Reis kurz aufkochen lassen, einmal umrühren und langsam auf kleiner Stufe 30 Minuten quellen lassen. Falls der Reis zu fest geworden ist, geben Sie noch etwas Reismilch dazu.

Statt des Apfels können Sie auch Marillen nehmen, falls Ihr Baby diese schon bekommen hat.

Reismilch enthält kleine Mengen an Zucker. Wer Zucker im 1. Lebensjahr gänzlich vermeiden will, kann den Reismilchreis für Kinder ab 1 Jahr auch mit Vollmilch (zuckerfrei) zubereiten.

Couscous mit Birnen

Menge für 1 Portion
ab 10. Monat, 1. Woche
allergiegefährdet: ab 11. Monat, 2. Woche

1 Birne
7 EL Wasser
6 EL Couscous

Waschen Sie die Birne und entfernen Sie das Kerngehäuse. Schälen Sie die Birne evtl., falls die Schale für Ihr Baby zu hart zu beißen ist. Schneiden Sie die Birne in feine Spalten. Lassen Sie die Birnenspalten mit dem Wasser aufkochen und dünsten Sie die Birne weich, fügen Sie dann den Couscous zu und lassen Sie alles zusammen 5 Minuten ohne Hitzezufuhr quellen.

V Statt der Birne können Sie auch Bananenstücke nehmen und in den fertigen Couscousbrei einrühren. Die Bananenstücke sollen aber nicht mitgekocht werden.

Traubenkompott

Menge für 1 Portion
ab 11. Monat, 2. Woche
allergiegefährdet: ab 12. Monat, 2. Woche

100 g Trauben, kernlos
4 EL Wasser
1 EL (Instant)getreideflocken

Waschen und halbieren Sie die Trauben und lassen Sie sie mit dem Wasser aufkochen. Rühren Sie die Getreideflocken (z.B. Haferschleim oder Dinkelflocken für Babys) unter.

V Sie können das Kompott selbstverständlich auch mit anderen Fruchtsorten zubereiten. Ab dem 10. Monat eignen sich dazu Apfel, Birne, Pfirsich und Marille.

Vollkornweckerl mit Apfelspalten

Menge für 1 Portion
ab 10. Monat, 1. Woche
allergiegefährdet: ab 11. Monat, 2. Woche

1/2 Apfel
1/2 Vollkornweckerl (milchfrei) (ca. 25 g)
1 TL Margarine (milchfrei)

Waschen Sie den Apfel, halbieren Sie ihn und entfernen Sie das Kerngehäuse. Schälen Sie ihn, falls die Schale für Ihr Baby zu hart zu beißen ist. Schneiden Sie den Apfel in feine Spalten. Das halbe Vollkornweckerl bestreichen Sie mit Margarine. Geben Sie den Apfel zum Knabbern dazu.

Statt des Vollkornweckerls können Sie auch 1 Zwieback (ohne Milch und Eier), 1 Scheibe Vollkornknäckebrot (ohne Milch und Eier) oder 1 Reiskräcker verwenden. Als Obst können Sie auch 1/2 Birne oder Banane servieren. Für nicht allergiegefährdete Säuglinge und Kinder ab 1 Jahr können Sie auch Butter statt der milchfreien Margarine verwenden.

Ein Rezept zum Selberbacken von Vollkornweckerln finden Sie im Kapitel „Kuchen, Kekse und Brote".

Grießpudding mit Heidelbeeren

Menge für 1 Portion
ab 10. Monat, 2. Woche
allergiegefährdet: ab 11. Monat, 3. Woche

2 EL Dinkelvollkorngrieß
1/16 l Wasser
1/2 Gläschen Heidelbeeren (à 190 g)

Kochen Sie das Wasser auf, lassen Sie den Grieß einrieseln und unter

Rühren aufkochen. Wenn der Grieß eingekocht ist, nehmen Sie ihn vom Herd und lassen ihn etwas überkühlen. Spülen Sie eine kleine Tasse oder einen Becher mit kaltem Wasser aus, füllen Sie den Grieß ein und stürzen Sie ihn, sobald er fest ist, auf einen Teller. Garnieren Sie vor dem Servieren den Grießpudding mit den Heidelbeeren aus dem Glas, indem Sie diese rund um den Pudding anordnen.

V Statt der Heidelbeeren können Sie natürlich jedes Obst aus dem Glas nehmen, das Ihr Baby schon bekommen hat. Der Grießpudding lässt sich auch mit Reismilch statt mit Wasser zubereiten.

i Der Grießpudding lässt sich auch mit einer Geburtstagskerze schmücken. Er stellt eine zuckerfreie Alternative zum herkömmlichen Geburtstagskuchen dar.

KUCHEN, KEKSE UND BROTE

Schichtzwieback mit Birnen

Menge für eine eckige Form
ab 10. Monat, 1. Woche
allergiegefährdet: ab 11. Monat, 2. Woche

1 Birne
2 EL Wasser
ca. 400 g Birnenpüree (selber gemacht oder 2 Gläschen)
8 Stück Zwieback (ohne Milch und Eier)

Waschen Sie die Birne, schneiden Sie sie in 4 Viertel, schälen Sie sie dünn und entfernen Sie das Kerngehäuse. Schneiden Sie die Birne nun in dünne Spalten und dünsten Sie sie mit dem Wasser bissfest.

Streichen Sie die Form mit einem halben Glas Birnenpüree aus. Legen Sie dann 4 Stück Zwieback darauf. Geben Sie dann 1 Glas Birnenpüree auf den Zwieback und streichen Sie alles glatt. Legen Sie dann wieder 4 Scheiben Zwieback darauf. Verteilen Sie den Rest des Glases und die gedünstete Birne auf dem Zwieback. Decken Sie alles gut mit Folie ab und stellen Sie es über Nacht in den Kühlschrank.

Für größere Kinder und Erwachsene können Sie den Schichtzwieback mit etwas Schlagobers oder Naturjoghurt verzieren.

Dieses Gericht schmeckt auch gut mit Banane aus dem Glas und mit in Scheiben geschnittener Banane. Geben Sie die frischen Bananenstücke erst kurz vor dem Servieren auf den Zwieback oder streichen Sie über die Banane ein wenig Banane aus dem Glas, da die frische Banane durch den Luftsauerstoff bei längerem Stehen braun wird.

Eine Variante für Kinder, die schon Vollkornbiskotten erhalten, bietet „Inges Apfeltiramisu" (☞ „Coole Rezepte für Jausen, Pausen und Feste").

Apfelstrudel

Menge für 1 ganzen Strudel
ab 10. Monat, 1. Woche
allergiegefährdet: ab 11. Monat, 2. Woche

2 Strudelblätter
2 TL Rapsöl
1 EL Vollkornsemmelbrösel (ohne Milch)
3 große Äpfel

1 Geschirrtuch
Backpapier für das Blech

Legen Sie ein Strudelblatt auf das Geschirrtuch und streichen Sie es mit 1 TL Rapsöl ein. Legen Sie das 2. Strudelblatt darüber und streuen Sie die Semmelbrösel darauf. Rechts und links auf dem Strudelblatt ca. 4 cm Platz lassen, oben ca. 2 cm und unten 1 Drittel der Strudelteigfläche frei lassen.

Entfernen Sie das Kerngehäuse und schälen Sie evtl. die Äpfel, sofern Ihr Kind die Schale noch nicht beißen kann. Schneiden Sie die Äpfel in feine Spalten, verteilen Sie sie auf dem bereits bestreuten Strudelteig. Schlagen Sie das Strudelblatt seitlich und oben ein. Rollen Sie den Strudel mit Hilfe des Tuches nach unten. Bestreichen Sie den Strudel mit dem Rapsöl. Legen Sie ihn auf das mit Backpapier ausgelegte Blech und backen Sie ihn im nicht vorgeheizten Rohr bei 180 °C 35 Minuten lang.

V Statt der Äpfel können Sie natürlich auch Birnen nehmen bzw. Heidelbeeren oder Marillen, falls Ihr Baby diese schon bekommen hat.

Geburtstagskuchen mit Äpfeln

Menge für 1 Springform (24 cm Durchmesser)
ab 10. Monat, 1. Woche
allergiegefährdet: ab 11. Monat, 2. Woche

500 g Weizenvollkornmehl
1 Packung Trockengerm
5 EL Rapsöl
1 Prise Salz
2 TL Zucker oder Apfeldicksaft
1/4 l lauwarmes Wasser

2 EL Apfelpüree (Gläschen oder selber gekocht)
2-3 große Äpfel
Mehl für die Arbeitsfläche
Öl und Mehl für die Tortenform

Geben Sie alle Teigzutaten in eine Schüssel und verkneten Sie sie mit den Knethaken der Küchenmaschine oder des Mixers so lange, bis sich der Teig gut vom Schüsselrand löst und Blasen wirft. Lassen Sie den Teig zugedeckt an einem warmen Ort 30 Minuten rasten. Kneten Sie den Teig nochmals gut durch und teilen Sie ihn in 2 gleiche Teile. Rollen Sie einen Teil davon so groß aus, dass er mit einem überlappenden Rand in die befettete und bemehlte Springform passt und drücken Sie ihn vorsichtig an. Den Teig, der über die Form hängt, schneiden Sie ab. Bestreichen Sie den Teig mit dem Apfelpüree.

Waschen Sie die Äpfel und entfernen Sie das Kerngehäuse. Schälen Sie die Apfelstücke, falls Ihr Baby die Schale noch nicht beißen kann. Schneiden Sie dann die Äpfel in dünne Spalten und verteilen Sie diese fächerförmig auf dem Apfelmus. Legen Sie nun den Rand locker nach innen über die Äpfel, sodass die Mitte frei bleibt. Der Apfelkuchen wird im nicht vorgeheizten Rohr bei 180 °C 30 Minuten gebacken.

Für größere Kinder und Erwachsene können Sie den Kuchen vor dem Servieren mit Staubzucker bestreuen und Schlagobers dazu reichen.

Ⓥ Statt der Äpfel können Sie jedes Obst verwenden, das Ihr Baby schon bekommen hat, z.B. Birnen oder Marillen.

ⓘ Die 2. Hälfte des Teiges können Sie entweder einfrieren - oder wie im nächsten Rezept beschrieben - zu Broten oder Weckerln verarbeiten.

Vollkornweckerln oder -brote

Menge für 2 kleine Brote oder ca. 12 Weckerln
ab 10. Monat, 1. Woche
allergiegefährdet: ab 11. Monat, 2. Woche

500 g Weizenvollkornmehl
1 Packung Trockengerm
5 EL Rapsöl
1 Prise Salz
2 TL Zucker oder Apfeldicksaft
1/4 l lauwarmes Wasser

Mehl für die Arbeitsfläche
Öl und Mehl für das Backblech

Geben Sie alle Teigzutaten in eine Schüssel und verkneten Sie sie mit den Knethaken der Küchenmaschine oder des Mixers so lange, bis sich der Teig gut vom Schüsselrand löst und Blasen wirft. Lassen Sie den Teig zugedeckt an einem warmen Ort 30 Minuten rasten. Kneten Sie den Teig nochmals gut durch und teilen Sie ihn in 2 gleiche Teile für die Brotlaibe oder in ca. 10 Weckerln, die Sie mit dem Messer kreuzweise einschneiden können. Bestreichen Sie diese gut mit Wasser und backen Sie sie auf dem befetteten und bemehlten Backblech bei 180 °C. Weckerln benötigen ca. 20 Minuten im Rohr, Brote ca. 40 Minuten.

Ⓥ Statt des Weizenmehls kann auch Dinkelmehl verwendet werden. Sie können auch - wie im vorherigen Rezept beschrieben - einen Teil des Teiges für einen Obstkuchen verwenden oder dünne Brotstangen zum Knabbern für Ihr Kind daraus zubereiten.

Die Zugabe des Zuckers oder Dicksaftes liefert der Hefe die rasch verfügbare Nahrung für ihre Vermehrung. Er wird dabei großteils verstoffwechselt. Hefe darf Bestandteil der Nahrung sein, sobald das Kind Dinkel-, Weizen- oder Roggenbrot verzehren kann.

Geburtstagskuchen mit Birnencreme

Menge für 1 Springform (24 cm Durchmesser)
ab 1. Geburtstag
allergiegefährdet: ab 1. Geburtstag

150 g Weizenvollkornmehl
100 g Margarine (milchfrei), weich
50 g Zucker oder Apfeldicksaft
evtl. 4 EL Wasser

4 Birnen
1/8 und 1/16 l Wasser
4 EL Wasser (für die Speisestärke)
3 EL Speisestärke (Kartoffel- oder Maisstärke)

Mehl für die Arbeitsfläche
Öl und Mehl für die Tortenform
getrocknete Linsen oder Erbsen zum Blindbacken

Geben Sie alle Zutaten für den Teig in eine Schüssel und verkneten Sie sie mit den Knethaken der Küchenmaschine oder des Mixers. Sollte der Teig nicht geschmeidig werden, geben Sie nach und nach 1 EL Wasser dazu. Wickeln Sie den Teig in Klarsichtfolie und lassen Sie ihn im Kühlschrank etwa 10 Minuten rasten. Rollen Sie den Teig dann aus, bemehlen Sie ihn gut von beiden Seiten! Stechen Sie mit dem Rand der Springform die Kuchenbodenplatte aus dem Teig. Legen Sie dann mit diesem Teigstück den Boden der befetteten und bemehlten Springform aus. Aus dem restlichen Teig formen Sie einen 5 cm hohen Rand und drücken diesen an dem Boden leicht fest. Stechen Sie nun mit einer Gabel ein paar Mal vorsichtig in den Boden und streuen Sie die getrockneten Linsen oder Erbsen in die Form. Backen

Sie den Boden im nicht vorgeheizten Rohr bei 200 °C 30 Minuten.

In der Zwischenzeit waschen Sie die Birnen und entfernen Sie das Kerngehäuse. Schneiden Sie die Birnen nun in ca. 2 cm große Würfel und dünsten Sie sie im Wasser bissfest. Rühren Sie in der Zeit die Speisestärke mit den 4 EL Wasser glatt, es sollten keine Klumpen mehr vorhanden sein und gießen Sie sie unter Rühren in die kochende Birnencreme.

Nach dem Backen schütten Sie die getrockneten Hülsenfrüchte aus der Form und lassen Sie den Boden etwas auskühlen. Füllen Sie dann die Birnencreme ein und stellen Sie die Torte nach dem Erkalten noch etwas in den Kühlschrank. Dadurch wird die Creme fester und lässt sich besser schneiden.

Für größere Kinder und Erwachsene können Sie den Kuchen vor dem Servieren mit Staubzucker bestreuen und Schlagobers oder eine leichte Vanillesauce dazu reichen.

V Statt der Birnen können Sie auch Beeren verwenden, die Ihr Baby schon kennt.

i Aus dem Teig können Sie natürlich wunderbar Kekse für Ihr Baby backen. Dies wird in folgendem Rezept beschrieben.

Marillenaugen

Menge für ca. ein Backblech
ab 13. Monat, 1. Woche
allergiegefährdet: ab 13. Monat, 1. Woche

150 g Weizenvollkornmehl
100 g Margarine (milchfrei), weich
50 g Zucker oder Apfeldicksaft
evtl. 4 EL Wasser
10 Marillen
1/16 l Wasser
1 EL Reisschleim

Mehl für die Arbeitsfläche
Backpapier

Geben Sie alle Zutaten für den Teig in eine Schüssel und verkneten Sie sie mit den Knethaken der Küchenmaschine oder des Mixers. Sollte der Teig nicht geschmeidig werden, geben Sie nach und nach 1 EL Wasser dazu. Wickeln Sie den Teig in Klarsichtfolie und lassen Sie ihn im Kühlschrank etwa 10 Minuten rasten. Rollen Sie den Teig dann aus und bemehlen Sie ihn von beiden Seiten gut! Nehmen Sie runde Ausstechformen mit ca. 6 cm Durchmesser. Stechen Sie eine gerade Anzahl Kekse aus, wobei Sie in die Hälfte davon mit einem Apfelentkerner oder einem schmalen Schnapsglas „Augen" stechen. Legen Sie die Kekse auf ein mit Backpapier ausgelegtes Blech und backen Sie sie bei 200 °C im nicht vorgeheizten Rohr 15 Minuten.

Kochen Sie in der Zwischenzeit die gewaschenen, entkernten und in Stücke geschnittenen Marillen zugedeckt mit dem Wasser weich, pürieren Sie sie und fügen Sie zum Andicken den Reisschleim dazu.

Bestreichen Sie jeweils die ganzen Kekse dünn mit der Marillenfruchtzubereitung und setzen Sie ein „Augenkeks" darauf.

Sie können als Fülle für Kinder, die schon Zitrusfrüchte essen, auch unseren „Marillenaufstrich" aus getrockneten Marillen (☞ „Coole Rezepte für Jausen, Pausen und Feste") verwenden. V

Abkürzungen

1er	Säuglingsflaschennahrung 1, siehe PRE
2er	Säuglingsflaschennahrung 2, Folgenahrung
EL	Esslöffel (1 EL entspricht ca. 10 g oder 10 ml)
ETS	Buch „Essen und Trinken im Säuglingsalter" (☞ Weiterführende Literatur)
g	Gramm
dag	Dekagramm (1 dag = 10 g)
HA	hypoallergene Säuglingsmilchnahrung
mg	Milligramm
ml	Milliliter (1l = 1000 ml)
pflanzl.	pflanzlich
PRE	Säuglingsflaschennahrung PRE, Anfangsnahrung
TL	Teelöffel (1 TL entspricht ca. 5 g oder 5 ml)

Wörterbuch

Erdäpfel	Kartoffeln
Faschiertes	Hackfleisch
Germ	Hefe
Hendlhaxerl	Hühnerkeule, Pouletschenkel
Karotten	Möhren, Rüebli
Karfiol	Blumenkohl
Marillen	Aprikosen
Orange	Apfelsine
Paradeiser	Tomaten
Rahm	Sahne
Rote Rüben	Rote Beete, Randen
Schlagobers	süße Sahne
Topfen	Quark
Weckerl	längliches Brötchen

Weiterführende Literatur

„Essen und Trinken im Säuglingsalter" (4. Auflage), I. Hanreich, Verlag I. Hanreich 2004, € 16,50, CHF 30,-.

„Essen und Trinken im Kleinkindalter" (2. Auflage), I. Hanreich, Verlag I. Hanreich 2003, € 16,50, CHF 30,-.

„Pfiffige Rezepte für kleine und große Leute" (2. Auflage), I. Hanreich und B. Macho, Verlag I. Hanreich 2001, € 15,-, CHF 27,30.

„Coole Rezepte für Jausen, Pausen und Feste" (1. Auflage), I. Hanreich und B. Macho, Verlag I. Hanreich 2003, € 15,-, CHF 27,30.

Buchbestellungen in Österreich richten Sie bitte an den Verlag I. Hanreich, in Deutschland an Frau Dipl. oec.troph. Ehrentraud Hansen, in der Schweiz bitte an Frau Sonja Schär (☞ Adressverzeichnis).

Adressverzeichnis

Ernährungsinformationen für Mutter und Kind

Österreich

Informationskreis Kind und Ernährung (IKE)
Eltern-Hotline für Mitglieder: di & do von 9.00 bis 11.00
(Mitgliedsbeitrag € 14,-/Jahr)
Esterhazygasse 7/2, A-1060 Wien, Tel.: (+43 1) 504 28 29-3
Fax: (+43 1) 504 28 29-4, E-mail: office@informationskreis.org
Internet: http://www.informationskreis.org

Buchbestellungen

Österreich, europäische Länder

Verlag I. Hanreich - Verlag und Vertrieb in Österreich
Esterhazygasse 7/2, A-1060 Wien, Tel.: (+43 1) 504 28 29-1
Fax: (+43 1) 504 28 29-4
E-mail: verlag@kinderkost.com
Internet: http://www.kinderkost.com

Deutschland

Dipl. oec.troph. Ehrentraud Hansen - Vertrieb in Deutschland
Maasbüllhof 1, D-24975 Maasbüll, Tel.: (+49 4634) 93 04 55
Fax: (+49 4634) 17 25
E-mail: ehrentraud.hansen@kinderkost.co
Internet: http://www.kinderkost.com

Schweiz

Sonja Schär, Mütter- und Väterberaterin - Vertrieb in der Schweiz:
Lohstrasse 22, CH-8362 Balterswil, Tel.: (+41 71) 971 49 77
Fax: (+41 71) 971 49 76
E-mail: sonja.schaer@kinderkost.com
Internet: http://www.kinderkost.com

Stillberatung

Österreich

Verband der Still- und Laktationsberaterinnen Österreichs IBCLC (VSLÖ)
Kontakt: Frau Anne-Marie Kern, IBCLC, Lindenstraße 20
A-2362 Biedermannsdorf
Tel. & Fax: (+43 2236) 723 36
E-mail: info@stillen.at, Internet: http://www.stillen.at

La Leche Liga Österreich (LLL)
Kontakt: Frau Maria Wiener, Zentagasse 6/13, 1050 Wien
Tel.: (+43 650) 871 21 96
E-mail: lalecheliga@utanet.at
Internet: http://www.lalecheliga.at

Österreichisches Hebammen-Gremium
Kontakt: Frau Renate Großbichler, Postfach 438, A-1060 Wien
Tel. & Fax: (+43 1) 597 14 04
E-Mail: oehg@hebammen.at
Internet: http://www.hebammen.at

Schweiz

Berufsverband Schweizerischer Stillberaterinnen IBCLC (BSS)
Postfach 686, CH-3000 Bern 25, Tel.: (+41 41) 671 01 73

Fax: (+41 41) 671 01 71
E-Mail: office@stillen.ch, Internet: http://www.stillen.ch

La Leche Liga Schweiz (LLL)
Postfach 197, CH-8053 Zürich, Tel. & Fax: (+41 81) 943 33 00
E-Mail: lllch-sekretariat@gmx.ch
Internet: http://www.stillberatung.ch bzw. http://www.lalecheliga.ch

Schweizerischer Verein der Mütterberatungsschwestern (SVM)
Asylstrasse 90, CH-8030 Zürich, Tel.: (+41 1) 382 30 33
Fax: (+41 1) 382 30 35
E-Mail: info@muetterberatung.ch
Internet: http://www.muetterberatung.ch

Schweizerischer Hebammenverband
Flurstrasse 26, CH-3000 Bern 25, Tel.: (+41 31) 332 63 40
Fax: (+41 31) 332 76 19
E-Mail: hebammen@bluewin.ch
Internet: http://www.hebamme.ch

Schweizerische Stiftung zur Förderung des Stillens
Franklinstrasse 14, CH-8050 Zürich, Tel.: (+41 1) 311 79 50
Fax: (+41 1) 311 79 51
E-Mail: stiftungstillen@bluewin.ch
Internet: http://www.allaiter.ch

Südtirol

Verband der Still- und Laktationsberaterinnen IBCLC Südtirols (VSLS)
Kontakt: Frau Barbara Walcher, IBCLC, Marconistraße 19
I-39044 Neumarkt
Tel.: (+39 329) 051 23 61, Fax: (+39 471) 81 24 15
E-Mail: info@stillen.it
Internet: http://www.stillen.it

La Leche Liga Italien (LLL)
Casella Postale 1368, I-20100 Milano
E-Mail: lllinformazioni@supereva.it
Internet: http://www.lalecheliga.org/italia.html

Selbsthilfegruppen

Galaktosämie

Italien

Galactosaemia in Italy
Kontakt: Marco e Nicoletta Marchini, Via Monsignor Carraro 11
Novaglie
I-37034 Verona, Tel.: (+39 45) 53 44 83
E-Mail: barbimarchini@libero.it
Internet: http://www.galactosaemia.com

Österreich

Österreichische Gesellschaft für angeborene Stoffwechselstörungen – Bereich Galaktosämie (ÖGAST)
Kontakt: Frau Brigitte Burgmann-Guldner
Speckbachergasse 19/26, A-1160 Wien
Tel. & Fax: (+43 1) 485 80 62
E-mail: office@galaktosaemie.at
Internet: http://www.galaktosaemie.at

Schweiz

Verein Galactosaemie Schweiz
Kontakt: Frau Christa Gutknecht-Schafroth,
Staffelweg 46, CH-3302 Moosseedorf
Tel.: (+41 31) 859 04 45
E-Mail: christagutknecht@tiscalinet.ch
Internet: http://www.galactosaemie.ch

Neurodermitis

Österreich

Neurodermitisforum (Novatis Pharma GmbH)
Brunner Straße 59, A-1235 Wien, Tel.: (+43 1) 333 40 40
E-Mail: neurodermitisforum@trimedia.at
Internet: http://www.neurodermitisforum.at

Schweiz

Plattform Neurodermitis
E-Mail: info@neurodermitis.ch, Internet:
http://www.neurodermitis.ch

Phenylketonurie

Italien

Associazione Prevenzione Malattie Metaboliche Congenite (A.P.M.M.C.)
c/o Clinica Pediatrica – Ospedale S.Paolo, Via A.di Rudini, 8, I-20142 Milano, Tel.: (+39 2891) 10 62, Fax: (+39 2891) 501 25
Internet: http://www.apmmc.it

Österreich

Österreichische Gesellschaft für angeborene Stoffwechselstörungen – Bereich Phenylketonurie (ÖGAST)
Kontakt: Herrn Roger F. Schaffer, Juchgasse 34, A-1030 Wien
Tel. & Fax: (+43 1) 712 84 71
E-mail: officepku@oegast.at
Internet: http://www.oegast.at

Schweiz

Schweizerische Interessensgemeinschaft Phenylketonurie und anverwandte Stoffwechselstörungen (CHIP)
Kontakt: Frau Erika Frei, Feldstrasse 25, CH-8902 Urdorf
Tel.: (+41 44) 734 33 81

Zöliakie

Österreich

Österreichische Arbeitsgemeinschaft Zöliakie
Kontakt: Frau Hertha Deutsch
Anton-Baumgartner-Straße 44/C5/2302, A-1230 Wien
Tel. & Fax: (+43 1) 667 18 87
E-mail: zoeliakie.oesterreich@utanet.at, Internet:
http://www.go.to/zoeliakie

Schweiz

Interessensgemeinschaft für Zöliakie der deutschen Schweiz
Kontakt: Frau Anita Dimas, Birmannsgasse 20, CH-4055 Basel
Tel.: (+41 61) 271 62 17, Fax: (+41 61) 271 62 18
E-Mail: sekretariat@zoeliakie.ch
Internet: http://www.zoeliakie.ch

Südtirol

Südtiroler Zöliakie-Gesellschaft (AIC)
St.-Jakob-Straße 55/b, I-39050 Leifers
Tel. & Fax: (+39 471) 25 09 21
E-Mail: aicbolzano.bozen@libero.it

Biologische Lebensmittel

Information (z.B. Saisonkalender) und Anbieter

Österreich

Bioinfo
Theresianumgasse 11/1, A-1040 Wien, Tel.: (0810) 22 13 14
(Servicetelefon zum Ortstarif), Fax: (+43 1) 403 70 50-191
E-Mail: service@bioinfo.at
Internet: http://www.bioinfo.at

„die umweltberatung" Wien
Linzer Straße 16/3. Stock, A-1140 Wien, Tel.: (+43 1) 803 32 32
Fax: (+43 1) 803 32 32-32
E-Mail: service@umweltberatung.at
Internet: http://www.umweltberatung.at

Schweiz

Bio Suisse
Margarethenstrasse 87, CH-4053 Basel, Tel.: (+41 61) 385 96 10
Fax: (+41 61) 385 96 11
E-Mail: bio@bio-suisse.ch
Internet: http://www.bio-suisse.ch

Verein Bionetz
Kontakt: Herrn Matthias Wissmann, Bärenplatz 2, CH-3011 Bern
E-Mail: info@bionetz.ch
Internet: http://www.bionetz.ch

Südtirol

Verbraucherzentrale Südtirol
Zwölfmalgreinerstraße 2, I-39100 Bozen, Tel.: (+39 471) 97 55 97
Fax: (+39 471) 97 99 14
E-Mail: info@consumer.bz.it
Internet: http://www.consumer.bz.it

NOTIZEN

NOTIZEN

Ihr Informationsvorsprung in Sachen Kinderernährung

Der Informationskreis Kind und Ernährung ist ein gemeinnütziger, unabhängiger Verein der wissenschaftlich fundierte Information und Hilfestellung rund um die Ernährung des Kindes bietet.

Mütter und Väter, aber auch alle, die mit Kindern und deren Eltern arbeiten, wollen über die richtige Ernährung des Kindes fundiert und unabhängig informiert werden.

Daher hat sich eine Gruppe von Ernährungswissenschafterinnen, Ärztinnen und Eltern zum Informationskreis Kind und Ernährung zusammengeschlossen, um Ansprechpartner für Sie zu sein.

Beitrittserklärung

Hiermit trete ich dem Informationskreis Kind und Ernährung (IKE) als unterstützendes Mitglied bei und überweise den Mitgliedsbeitrag von € 14,00 auf das PSK-Konto Nr. 92074697, BLZ 60000 lautend auf Informationskreis Kind und Ernährung.

____
Name

____
Straße

____
PLZ/Ort

____
E-mail　　　　　　　　　　Datum/Unterschrift

Meine oben angeführte Adresse stelle ich nur für IKE-interne Zwecke zur Verfügung, keinesfalls dürfen diese Angaben an andere Institutionen oder Firmen weitergegeben werden. Ich verpflichte mich bei Adress- und Namensänderung den IKE umgehend zu informieren.

Was bietet Ihnen der Informationskreis?

Der Informationskreis Kind und Ernährung bietet seinen unterstützenden Mitgliedern um € 14,00/Jahr ganzjährig Zugang zu unserer **Hotline** für Ernährungsfragen von Mutter und Kind:

dienstags und donnerstags
von 9.00 Uhr bis 11.00 Uhr
unter der Telefonnummer (01) 504 28 29-3

Weiters bieten wir für Mitglieder kostenlos verschiedene **Merkblätter** zu häufig gestellten Ernährungsfragen, z.B. über Kalziumversorgung ohne Milch oder Eisenversorgung bei fleischloser Ernährung.

Außerdem erhalten Sie einmal jährlich unser Mitteilungsblatt **IKE-News**.

Bei Spezialfragen und Problemstellungen helfen wir Ihnen gerne im **persönlichen Gespräch** weiter.

Bitte senden Sie mir nach Erhalt des Mitgliedbeitrags folgende Merkblätter zu:

- ❍ Säuglingsernährung bei erhöhtem Allergierisiko
- ❍ Säuglinge fleischlos ernähren
- ❍ Kuhmilchallergie und Kalziumversorgung
- ❍ Kreuzreaktionen bei Allergien auf Sellerie, Karotte & Co
- ❍ Ernährungsempfehlungen für Kinder mit Down-Syndrom
- ❍ Aufbewahrung von Muttermilch
- ❍ alle (weiteren)

Fax: (01) 504 28 29-3, www.informationskreis.org

Bitte
ausreichend
frankieren

An
IKE
Esterhazygasse 7/2
A-1060 Wien